Purushothaman Lakshmanan
Bhaskaran SathyaPriya
AnandKumar Suresh

Avaliação da atividade da LDH no FGC durante o movimento ortodôntico dos dentes

Purushothaman Lakshmanan
Bhaskaran SathyaPriya
AnandKumar Suresh

Avaliação da atividade da LDH no FGC durante o movimento ortodôntico dos dentes

ScienciaScripts

Imprint
Any brand names and product names mentioned in this book are subject to trademark, brand or patent protection and are trademarks or registered trademarks of their respective holders. The use of brand names, product names, common names, trade names, product descriptions etc. even without a particular marking in this work is in no way to be construed to mean that such names may be regarded as unrestricted in respect of trademark and brand protection legislation and could thus be used by anyone.

Cover image: www.ingimage.com

This book is a translation from the original published under ISBN 978-620-2-07577-0.

Publisher:
Sciencia Scripts
is a trademark of
Dodo Books Indian Ocean Ltd. and OmniScriptum S.R.L publishing group

120 High Road, East Finchley, London, N2 9ED, United Kingdom
Str. Armeneasca 28/1, office 1, Chisinau MD-2012, Republic of Moldova, Europe
Printed at: see last page
ISBN: 978-620-7-91718-1

ÍNDICE

CAPÍTULO 1. INTRODUÇÃO

A força ortodôntica é um estímulo mecânico extrínseco que evoca uma resposta celular para restaurar o equilíbrio dos tecidos de suporte periodontal. A aplicação de força ortodôntica cria um lado de pressão e um lado de tensão dentro do ligamento periodontal. O movimento dentário ortodôntico induzido pelo stress mecânico é caracterizado por alterações de remodelação no periodonto circundante.[1]

A tensão induzida pela força ortodôntica inicia uma resposta inflamatória, como a alteração do fluxo sanguíneo e a libertação de determinados mediadores químicos da inflamação, como citocinas, factores de crescimento, neurotransmissores, metabolitos do ácido araquidónico, factores estimuladores de colónias, etc. Os mediadores libertados iniciam a resposta celular em vários tipos de células no dente e no periodonto circundante e proporcionam um microambiente favorável à deposição ou reabsorção de tecido.[2] Subsequentemente, são activadas várias vias de sinalização celular que estimulam a renovação do ligamento periodontal, bem como a reabsorção e deposição do osso alveolar.

Um biomarcador é uma substância que pode ser medida e avaliada objetivamente como um indicador de um processo biológico normal ou patogénico. [3] Vários biomarcadores, como a fosfatase alcalina, aspartato aminotransferase, catepsina B, mieloperoxidase, osteocalcina, interleucina 1β, interleucina 6, etc., foram identificados e propostos como estando envolvidos na movimentação dentária ortodôntica.

Os estudos actuais apoiam a utilização do fluido crevicular gengival para fins de investigação no estudo do movimento dentário ortodôntico, devido à sua natureza não invasiva e à recolha repetida de amostras do mesmo local. O fluido crevicular gengival (GCF) é um exsudado inflamatório que se infiltra nas fendas gengivais ou bolsas periodontais à volta dos dentes com gengiva inflamada.[4] A taxa de fluxo do fluido crevicular gengival é de 0,05 a 20µl/min e o fluxo total de fluido situa-se entre 0,5 e 2,4 ml/dia.[5] Desde 1960, quando foi sugerido pela primeira vez que a análise do FGC poderia ser uma forma de avaliar quantitativamente o estado inflamatório dos tecidos gengivais e periodontais, tem havido um interesse intenso no potencial de diagnóstico do FGC.[5] Recentemente, vários constituintes do FGC demonstraram ser marcadores de diagnóstico da destruição ativa dos tecidos nas doenças periodontais.[6] Por conseguinte, a análise bioquímica das FGC constitui um modelo não invasivo para investigar a resposta celular da PDL subjacente durante o movimento dentário ortodôntico.[7] As substâncias que estão envolvidas na remodelação óssea são expressas no FGC por difusão.

A desidrogenase láctica (LDH) é uma enzima intracelular presente no citoplasma celular e só é libertada extracelularmente após a necrose da célula.[8] A lactato desidrogenase existe em quatro classes distintas de isoenzimas. Duas delas são enzimas dependentes do citocromo - c e as outras duas são enzimas dependentes da nicotinamida adenina dinucleótido fosfatase - NAD(P). A lactato desidrogenase catalisa a interconversão de piruvato e lactato com a interconversão concomitante de NADH e NAD^+ . Converte o piruvato, o produto final da glicólise, em lactato quando o oxigénio está ausente ou é escasso. Estudos anteriores mostram que a atividade da lactato desidrogenase aumenta no fluido crevicular gengival durante a inflamação gengival e a periodontite.[9]

Estudos recentes avaliaram apenas a desidrogenase láctica como um biomarcador do metabolismo periodontal. Mas muito poucos estudos foram realizados para avaliar a possível relação entre a desidrogenase láctica e o movimento dentário ortodôntico. Assim, o objetivo deste estudo foi avaliar os níveis de lactato desidrogenase no fluido crevicular gengival durante o movimento dentário ortodôntico como um biomarcador para monitorizar o metabolismo periodontal. O presente estudo ajudará a melhorar o nosso conhecimento sobre as bases moleculares da movimentação dentária ortodôntica e a monitorizar o progresso do tratamento.

CAPÍTULO 2. FINALIDADE E OBJECTIVOS

AIM

Avaliar os níveis de lactato desidrogenase (LDH) no fluido crevicular gengival (GCF) durante o movimento dentário ortodôntico

OBJECTIVOS

Os objectivos do presente estudo foram:

- Avaliar os níveis de lactato desidrogenase no fluido crevicular gengival no canino superior sem aplicação de força em cinco intervalos de tempo: 0 hora, 1 hora, 1 dia, 7 dias, 14 dias e 21 dias.
- Avaliar os níveis de lactato desidrogenase no fluido crevicular gengival do canino superior após a aplicação de força em cinco intervalos de tempo: 0 hora, 1 hora, 1 dia, 7 dias, 14 dias e 21 dias.
- Comparar os níveis de LDH entre o grupo de controlo (sem aplicação de força) e o grupo experimental (após aplicação de força).
- Comparar os níveis de LDH entre os cinco intervalos de tempo nos grupos de controlo e experimental.

CAPÍTULO 3. REVISÃO DA LITERATURA

Luz. C. Macapanpan, Joseph, et al (1954)[10] estudaram as alterações iniciais dos tecidos após o movimento dentário na dentição de ratos albinos. Concentraram-se nas alterações iniciais entre 1-72 horas após a deslocação do dente. Afirmaram que não só os osteoblastos e osteoclastos, mas também o aumento da atividade mitótica dos fibroblastos na membrana periodontal desempenham um papel importante na reparação após o movimento dentário.

Kaare Reitan (1964)[11] estudou o efeito da magnitude da força e da direção do movimento dentário em diferentes tipos de osso alveolar. Ele concluiu que uma força interrompida leve resulta em reabsorção direta no lado da pressão. Por outro lado, quando uma força forte e contínua é exercida, ocorre reabsorção radicular.

Ericsson I, et al (1978)[12] efectuou um estudo em animais sobre as condições periodontais após a movimentação ortodôntica de dentes em cães Beagle e demonstrou que, na ausência de placa bacteriana, as forças ortodônticas que movimentam dentes individuais de forma regular não induzem a inflamação gengival. Na presença de placa bacteriana, forças semelhantes não são capazes de converter a gengivite numa periodontite destrutiva e progressiva.

Lija E, Lindskog S, et al (1983)[13] examinaram o movimento dentário ortodôntico em ratos através da histoquímica de enzimas associadas à reabsorção óssea e danos nos tecidos. Uma força ortodôntica baixa resultou numa redistribuição inicial de células contendo fosfatase ácida na membrana periodontal (PDM), seguida de um aumento da atividade da fosfatase ácida. A atividade da lactato desidrogenase na PDM não foi afetada por forças ortodônticas baixas. As alterações na distribuição e na atividade da fosfatase ácida e da desidrogenase láctica, resultantes de uma força ortodôntica elevada, foram semelhantes às observadas em caso de força reduzida. Uma zona sem atividade da fosfatase ácida e da lactato desidrogenase desenvolveu-se nas áreas mais comprimidas do PDM. A atividade da prostaglandina sintetase foi encontrada exclusivamente na medula óssea e pareceu não ser afetada pelas forças ortodônticas. No entanto, alguma atividade da prostaglandina sintetase foi encontrada na mucosa oral, correspondendo ao local de aplicação do aparelho ortodôntico. Os autores concluíram que a magnitude da força ortodôntica parece ser um fator determinante para a vitalidade da PDM, mas não para a atividade de degradação tecidual.

Lamster IB, Mandella RD, et al (1985)[9] avaliaram a atividade da LDH no fluido crevicular gengival colhido com tiras de papel de filtro em indivíduos com gengiva não inflamada e ligeiramente inflamada e relataram que a atividade de volume da LDH era maior na gengiva não inflamada e a atividade unitária total da LDH era maior em indivíduos com gengiva ligeiramente inflamada.

Stanfeld J, Davidovitch Z, et al (1986)[14] realizaram um estudo para extrair e analisar nucleótidos cíclicos e prostaglandinas de tecidos que rodeiam caninos tratados ortodonticamente em gatos. A aplicação prolongada de força ortodôntica in vivo produziu alterações nos níveis de cada um dos nucleótidos cíclicos e prostaglandinas (PGE, AMPc e PGF_{2a}) nos tecidos que circundam os dentes.

Samuel J. Burrow, Patrick J, et al (1986)[15] estudaram os efeitos do diazepam no movimento ortodôntico dos dentes e nos níveis de AMPc do osso alveolar em gatos. O

AMP cíclico tem sido sugerido como um possível mediador intracelular na remodelação óssea durante a movimentação dentária. O autor verificou que foi observado um aumento da taxa de movimentação dentária no local experimental após a administração de diazepam, o que reduziu os níveis de AMPc nos tecidos periodontais dos dentes movimentados ortodonticamente. O diazepam não teve efeito sobre os tecidos não movimentados. Concluiu que não há correlação entre a concentração de AMPc e a remodelação óssea durante a movimentação dentária ortodôntica.

Christer Engstrom, Gosta Granstrom, Birgit Thilander (1988)[16] realizaram um estudo para investigar o efeito das forças ortodônticas nos tecidos periodontais em situação normal e hipocalcémica com hiperparatiroidismo secundário através de métodos histológicos e novos métodos bioquímicos. Relataram que as reabsorções radiculares estavam claramente relacionadas com o processo de degradação que ocorre na vizinhança da zona hialina e que, na situação hipocalcémica, o aumento das reabsorções radiculares estava relacionado com uma maior reabsorção do osso alveolar.

Monte K. Collins, Peter M. Sinclair (1988)[17] realizaram um estudo em animais para descobrir se a taxa de movimentação ortodôntica dos dentes pode ser aumentada pela administração local do metabólito da vitamina D 1, 25 dihidroxi-colecalciferol (1,25D) no ligamento periodontal. Os autores relataram que, após 21 dias de retração dos caninos com uma mola de retração de fio leve, os dentes que tinham recebido injecções intraligamentares semanais de uma solução de 1,25D em dimetilsulfóxido (DMSO) tinham-se movido 60% mais do que os dentes de controlo. O recrutamento e a ativação de um maior número de osteoclastos mononucleares resultaram em maiores quantidades de reabsorção óssea alveolar no lado de pressão do ligamento periodontal.

Cao CF, Smith QT (1989)[18] avaliaram o nível de mieloperoxidase no FGC de locais saudáveis de gengivite e periodontite de indivíduos chineses e concluíram que a MPO/local e a MPO/microlitro eram maiores em locais com inflamação gengival e periodontal em comparação com indivíduos saudáveis normais.

Abbas H. Mohammed, Dimitris N. Tatakis, Rosemary Dziak (1989)[19] estudaram o papel dos leucotrienos na mediação do movimento dentário ortodôntico. Ele observou que após a administração de ácido araquidónico (AA861), um inibidor dos leucotrienos, há uma diminuição do movimento dentário ortodôntico. Portanto, ele concluiu que os leucotrienos tinham um efeito modulador na movimentação dentária ortodôntica.

Grieve WG, Johnson GK, et al (1994)[20] examinaram os níveis de prostaglandina E (PGE) e interleucina-1 beta (IL-1 beta) no fluido crevicular gengival (GCF) durante o movimento dentário ortodôntico humano. Realizaram o estudo em 10 pacientes, cada um com um dente de tratamento submetido a movimento ortodôntico e um dente de controlo contralateral. Foram recolhidas amostras do GCF e os níveis de PGE e IL-1 beta foram determinados por radioimunoensaio. Os níveis de PGE e IL-1 beta no FGC permaneceram nos níveis basais durante todo o estudo nos dentes de controlo, enquanto que nos dentes de tratamento foram observadas elevações significativas dos níveis basais de IL-1 beta no FGC (24 horas) e de PGE (24 e 48 horas) ao longo do tempo.

Lowney JJ, Norton LA, et al (1995)[21] avaliou o fator de necrose tumoral alfa (TNF) diretamente no sulco gengival humano antes e depois da aplicação de força ortodôntica. Para recuperar o TNF do sulco, foram utilizadas esferas paramagnéticas, revestidas com anticorpos monoclonais para TNF. Quantificaram a quantidade de TNF imunoabsorvido com um ensaio imunoquímico. Concluíram que, após a aplicação de forças ortodônticas, a quantidade de TNF paradentário aumentou. A fonte pode ser a gengiva adjacente, o ligamento periodontal comprimido ou o osso em reabsorção adjacente à superfície da raiz.

Lars Inge Norevall, Sture Forsgrene Matsson L. (1995)[22] avaliaram as alterações nos padrões de inervação do péptido relacionado com o gene da calcitonina (CGRP) e da substância P (SP) durante e após o movimento dentário ortodôntico (OTM) no rato e compararam com as inervações encontradas nos animais de controlo. Os seus resultados mostraram um aumento do número de fibras nervosas com imunorreactividade (LI) semelhante ao CGRP e à SP na polpa, no ligamento periodontal (PDL) e na gengiva marginal, com as fibras a mostrarem uma maior intensidade de imunomarcação após 24 horas de OTM. Concluíram que as alterações de CGRP e SP não ocorrem apenas no dente exposto ao OTM, mas também no dente contralateral e que as alterações são evidentes durante um período de tempo considerável após o término do OTM.

Setsuko Uematsu, et al (1996)[23] avaliaram o nível do fator de crescimento transformador B1 (TGF-B1) no fluido crevicular gengival humano durante o movimento dentário ortodôntico. O fluido crevicular gengival foi analisado por

Enzyme linked immunosorbent assay (ELISA) e pelo método Western blot. A concentração de TGF_B1 foi significativamente mais elevada no grupo experimental do que no controlo. Os resultados sugerem que o TGF_B1 está associado à remodelação óssea que ocorre durante a movimentação dentária ortodôntica.

Michael Insoft, Gregory J. King, Stephen D. Keeling (1996)[24] efectuou um estudo sobre a medição dos níveis de fosfatase ácida e alcalina no fluido crevicular gengival humano (GCF) para monitorizar a dinâmica da renovação óssea durante o movimento dentário ortodôntico. O GCF foi recolhido semanalmente e testado para fosfatases. A fosfatase alcalina atingiu um pico entre a primeira e a terceira semanas, seguido de um aumento da fosfatase ácida entre a terceira e a sexta semanas, sugerindo uma possível correlação entre a remodelação óssea e as actividades das fosfatases alcalina e ácida durante o movimento dentário ortodôntico.

Pilon JJAM, Kuijpers-Jagtman AM, Maltha JC (1996)[25] estudaram a relação entre a magnitude de uma força ortodôntica contínua e constante e a taxa de movimentação dentária corporal em cães beagle, colocando um aparelho ortodôntico e elásticos exercendo 50, 100 ou 200 gm presos ao segundo pré-molar inferior para produzir distalização corporal. Utilizaram forças diferentes nos lados esquerdo e direito e mediram o movimento dentário com um paquímetro digital. As curvas resultantes podiam ser divididas em quatro fases. Eles relataram grandes diferenças individuais na taxa de movimentação dentária e a taxa máxima de movimentação dentária foi de cerca de 2,5 mm por mês em todos os grupos de força. Eles concluíram que a magnitude da força não é decisiva para determinar a taxa de movimentação dentária corporal.

G. J. King, L. Archer, Zhou D (1998)[26] realizaram um estudo em animais para examinar os osteoclastos e o movimento dentário no osso alveolar após a reativação do aparelho, coincidindo com a formação do osso alveolar e o momento em que os osteoclastos da reativação aparecem pela primeira vez. Eles relataram que houve um aumento significativo no número de osteoclastos, na porcentagem de superfície dos osteoclastos e na superfície por osteoclasto individual, que eram evidentes 1 dia após a reativação. Concluíram que, após a reativação do aparelho durante o período em que os osteoclastos de reativação aparecem, uma segunda coorte de osteoclastos pode ser recrutada imediatamente, juntamente com o movimento imediato e substancial do dente e sem maior risco de reabsorção radicular.

Sappho Tzannetou, Stella Efstratiadis, et al (1998)[27] avaliaram os níveis dos mediadores inflamatórios interleucina (IL 1β) e β - Glucoronidase (βG) no fluido crevicular gengival (GCF) de crianças submetidas a expansão palatina rápida. Concluiu que a βG e a IL-1β estão presentes no GCF de indivíduos jovens e saudáveis, cujos níveis diminuem após um regime rigoroso de controlo da placa bacteriana; as forças ortodônticas/ortopédicas provocam alterações nos níveis dos mediadores inflamatórios IL-1β e βG.

Gu G, Lemery SA, King GJ (1999)[28] realizaram um estudo em animais sobre o efeito da reativação do aparelho após a cárie da ativação inicial sobre os osteoclastos, o movimento dentário e a reabsorção radicular. A movimentação ortodôntica foi analisada pelo método cefalométrico. Histomorfometricamente, as alterações nos osteoclastos e na reabsorção radicular foram avaliadas nos sítios de compressão e tensão, seguidas da avaliação bioquímica da fosfatase ácida resistente ao tartarato (TRAP) no osso alveolar e no soro. Foi observada uma movimentação dentária eficiente nas reactivações de aparelhos que se seguiram à cárie da primeira ativação, sem aumento do risco de reabsorção radicular, mas estas alterações não foram acompanhadas por um rápido recrutamento de osteoclastos nos locais de compressão.

RB Johnson e FG Serio (2001)[29] estudaram a presença de leptina na gengiva humana saudável e doente. Estudaram a gengiva saudável não hemorrágica e a gengiva heamorrágica e analisaram a concentração de leptina, o fator de crescimento endotelial vascular e as interleucinas em biópsias gengivais. Concluíram que a leptina humana estava presente na gengiva saudável e marginalmente inflamada e diminuía a sua concentração à medida que a profundidade de sondagem adjacente aumentava. Quando as concentrações de leptina diminuíam, as concentrações do fator de crescimento endotelial vascular (VEGF) aumentavam, sugerindo que a leptina podia ser libertada da gengiva coincidindo com a expansão vascular. Assim, a gengiva, para além do tecido adiposo, pode ser uma fonte de leptina circulante em pacientes com doença periodontal.

Giuseppe Perinetti, Paolantonio Michele, et al (2002)[30] examinaram a atividade da fosfatase alcalina no fluido crevicular gengival humano durante o movimento dentário ortodôntico, seleccionando 16 pacientes que necessitavam de distalização do primeiro molar. O FGC foi recolhido imediatamente antes da ativação do aparelho, 1 hora e semanalmente durante as 4 semanas seguintes. A atividade da fosfatase alcalina no FGC foi determinada espectrofotometricamente e os resultados foram analisados estatisticamente. Concluíram que a atividade da fosfatase alcalina estava aumentada no FGC durante o movimento dentário ortodôntico e poderia ser usada como uma ferramenta de diagnóstico.

Kavadia-Tsatala S, Kaklamonos EG, et al (2002)[31] efectuaram um estudo sobre o efeito do tratamento ortodôntico na taxa de fluxo e composição do fluido crevicular gengival.

Concluíram que as forças exercidas provocam alterações no periodonto circundante, produzindo enzimas de degradação dos tecidos, mediadores ácidos e inflamatórios que promovem a cicatrização de feridas e a remodelação dos tecidos, alterações essas que modificam o fluxo gengival e a sua composição.

Perinetti G, Michele Paolantonio, et al (2003)[32] **realizaram um estudo longitudinal controlado de curto prazo para** examinar a atividade da aspartato aminotransferase

(AST) no fluido crevicular gengival (GCF) durante o tratamento ortodôntico. Um primeiro molar superior de cada paciente submetido a tratamento para movimento distal serviu como dente de teste (TT), com os primeiros molares contralaterais (CC) e antagonistas (AC) usados como controlo. O FGC em torno dos dentes experimentais foi recolhido de ambos os locais mesial e distal do dente imediatamente antes da ativação do aparelho, 1 hora depois, e semanalmente durante as 4 semanas seguintes. A atividade da AST foi determinada espectrofotometricamente e os resultados foram expressos como atividade total da AST (mU/amostra). Os resultados indicaram que, ao longo da experiência, os níveis de AST foram significativamente elevados em todos os locais dos grupos TT e CC em comparação com o grupo AC, onde, inversamente, a atividade da AST permaneceu no nível de base. No entanto, os níveis enzimáticos no grupo TT foram significativamente superiores aos do grupo CC nos locais de tensão no dia 14 e nos locais de compressão nos dias 7 e 14. Além disso, a atividade da AST do grupo TT foi significativamente maior nos locais de compressão do que nos locais de tensão no dia 7; isto não foi observado para os CC. Concluíram que os níveis de AST no FGC refletiam a atividade biológica do periodonto durante o trauma oclusal controlado e, portanto, deveriam ser utilizados como ferramenta de diagnóstico para monitorar a movimentação dentária ortodôntica.

Emanuela Serra, Giuseppe Perinetti, et al (2003)[33] examinaram a atividade da lactato desidrogenase (LDH) no FGC para avaliar se a LDH do FGC poderia ser proposta como um marcador sensível para as modificações do tecido periodontal durante o movimento dentário ortodôntico. Os resultados mostraram que não houve diferenças nas condições clínicas e no volume do FGC entre os dentes experimentais. Pelo contrário, a atividade da LDH do FGC nos dentes de teste foi significativamente maior do que nos dentes de controlo. Além disso, não foram encontradas diferenças na atividade enzimática entre os sexos por dente experimental, e não houve correlação significativa entre a atividade da LDH do FGC e a idade dos pacientes.

Kee-Joon Lee, Young-Chel Park, et al (2004)[34] avaliaram os efeitos de uma força contínua ligeira e de uma força interrompida com reativação semanal sobre a interleucina-1 (IL-1) e a prostaglandina E2 (PGE2); as possíveis interacções entre estes dois potentes mediadores do processo de reabsorção óssea foram avaliadas in vivo. Em cada sujeito, 1 canino maxilar (E1) recebeu força contínua com uma mola helicoidal de níquel-titânio. O canino oposto (E2) recebeu uma força interrompida com um retractor aparafusado; um canino antagonista foi utilizado como controlo. O nível de PGE2 mostrou uma elevação significativa às 24 horas e depois diminuiu. Para o E2, foi observada uma elevação significativa do nível de IL-1 às 24 horas e uma elevação mais significativa às 24 horas após a primeira reativação, em comparação com os locais de controlo. O nível de PGE2 aumentou significativamente às 24 horas e manteve-se elevado durante uma semana. A regulação sinérgica da PGE2 pela reativação do aparelho e pela secreção de IL-1 não foi evidente em nenhum dos tipos de força após 1 semana. Ambos os locais experimentais mostraram um movimento dentário significativo em comparação com os locais de controlo às 3 semanas; no entanto, não houve diferença significativa entre os 2 locais experimentais. Um stress mecânico bem controlado com reativação atempada pode efetivamente aumentar a secreção de IL-1.

Selin Kale, Llken Kocadereli, et al (2004)[35] realizaram um estudo em animais e compararam os efeitos das administrações locais de prostaglandina E2 (PGE2) e 1,25-dihidroxicolecalciferol (1,25-DHCC) no movimento dentário ortodôntico em ratos. Tanto a PGE2 como o 1,25-DHCC aumentaram significativamente a quantidade de movimento dentário quando comparados com o grupo de controlo, mas o 1,25-DHCC foi considerado mais eficaz na modulação do turnover ósseo durante o movimento dentário ortodôntico, porque os seus efeitos na formação e reabsorção óssea foram bem equilibrados.

Emel Sari, Huseyin Olmez, Gurton AU (2004)[36] realizaram um estudo para examinar os efeitos de dois fármacos anti-inflamatórios diferentes, o ácido acetilsalicílico (aspirina) e o rofecoxib, no volume do fluido crevicular gengival (GCF) e nos níveis de prostaglandina E2 (PGE2) do GCF durante o movimento dentário ortodôntico. Relataram que houve um aumento nos níveis de PGE2 no GCF durante o movimento dentário ortodôntico e descobriram que o efeito de inibição da aspirina na PGE2 foi maior do que o do rofecoxib. Concluíram que o rofecoxib poderia ser utilizado durante o tratamento ortodôntico, mas recomendaram a realização de mais estudos.

Perinetti G, Serra E, et al (2005)[37] realizaram um estudo longitudinal controlado de curto prazo para avaliar a atividade da desidrogenase láctica no fluido crevicular gengival humano durante o tratamento ortodôntico em dezassete pacientes submetidos a tratamento ortodôntico para movimentação distal com o primeiro molar superior a servir de dente de teste e o primeiro molar superior contralateral e antagonista a servir de dente de controlo. Relatou que existem níveis elevados de atividade da LDH no dente de teste quando comparado com o dente de controlo e sugeriu que a LDH reflecte a atividade biológica com o periodonto circundante durante o movimento dentário ortodôntico.

Burcu Balos Tuncer, Nurdan Ozmeric, et al (2005)[38] avaliaram os níveis de interleucina - 8 (IL-8) no FGC durante forças mecânicas nos tecidos periodontais em diferentes fases da terapia ortodôntica em dez pacientes que necessitavam de extração do primeiro pré-molar. Os caninos maxilares/mandibulares foram inclinados distalmente utilizando forças de 90 g para os caninos mandibulares e 115 g para os caninos maxilares. As forças foram aplicadas pelos arcos do sistema seccional de Ricketts e verificadas com um medidor de força ortodôntico calibrado. O fluido gengival crevicular foi recolhido das fendas gengivais mesial e distal de cada canino, separadamente, na linha de base e uma hora, 24 horas, seis dias, 10 dias e 30 dias após a aplicação da força, e analisado através de um ensaio de imunoabsorção enzimática para deteção quantitativa de IL-8. Observaram um aumento da concentração de IL-8 nos locais de tensão (mesial) após uma hora, 24 horas, seis dias e 10 dias, tendo sido observada uma diminuição aos 30 dias. Os locais de pressão (distal) não demonstraram esse aumento em nenhum período, exceto aos 10 dias. Concluiu-se que a resposta local do hospedeiro às forças ortodônticas pode levar a um aumento da IL-8 e do acúmulo de neutrófilos, e isso pode ser um dos gatilhos para os processos de remodelação óssea.

Vinod Krishnan, Davidovitch Z (2006)[1] afirmaram que as alterações de remodelação nos tecidos paradentários são consideradas essenciais para a movimentação ortodôntica dos dentes. A tensão tecidual induzida pela força produziu alterações locais na vascularização, bem como reorganização da matriz celular e extracelular, levando à síntese e liberação de vários neurotransmissores, citocinas, fatores de crescimento, fatores estimuladores de colônias e metabólitos do ácido araquidônico. A sua revisão visou atingir este objetivo e foi organizada para incluir todas as principais descobertas desde o início da investigação na biologia do movimento dentário. Destacou os recentes desenvolvimentos nas reações celulares, moleculares, teciduais e genéticas em resposta à aplicação da força ortodôntica. Foi feita uma breve revisão dos processos de remodelação óssea, do ligamento periodontal e da gengiva em resposta à força ortodôntica. Esta revisão também forneceu uma visão sobre o contexto biológico de vários efeitos deletérios das forças ortodônticas.

Richard S. Masellaa, Malcolm Meisterb (2006)[39] afirmaram que cinco microambientes foram alterados pela força ortodôntica: matriz extracelular, membrana celular, citoesqueleto, matriz proteica nuclear e genoma. A síntese, modificação e integração de proteínas dirigidas pelo gene formam a essência de todos os processos vitais, incluindo a OTM. A variação interpacientes na resposta mecanobiológica deveu-se muito provavelmente a diferenças nas populações de células do ligamento periodontal e do osso, nos genomas e nos padrões de expressão proteica. A descoberta de mutações em genes associados à OTM de pacientes ortodônticos, incluindo aqueles que regulam a acidificação da matriz óssea dos osteoclastos, a função dos canais de cloreto e as matrizes mineral e proteica derivadas dos osteoblastos, permitiria a terapia genética para restaurar a matriz normal e a síntese e função proteica. Conseguir seletividade na seleção de genes, células e tecidos anormais era um grande obstáculo à aplicação clínica segura e eficaz da engenharia genética e do crescimento de tecidos mediado por células estaminais.

Oscar R. Arias, Maria C. Marquez-Orozco (2006)[40] determinaram os efeitos que o ácido acetilsalicílico, o ibuprofeno e o acetaminofeno tinham no movimento dentário ortodôntico em ratos e avaliaram histologicamente as diferenças na reabsorção óssea na área de pressão em ratos tratados com estes analgésicos. Os autores relataram que não houve diferença significativa entre o grupo do acetaminofeno e o grupo controle, ou entre os grupos da aspirina e do ibuprofeno. O movimento dentário foi semelhante entre os grupos. Os resultados indicaram que os analgésicos anti-inflamatórios não esteroides, como a aspirina e o ibuprofeno, diminuem o número de osteoclastos, provavelmente pela inibição da secreção de prostaglandinas, reduzindo, assim, a movimentação dentária ortodôntica. O acetaminofeno não afetou a movimentação dentária ortodôntica em ratos, podendo ser o analgésico de escolha para o tratamento da dor associada ao tratamento ortodôntico.

Giuseppina Cantarella, Rosita Cantarella, et al (2006)[41] avaliaram a metaloproteinase da matriz (MMP)-1 e a MMP-2 no FGC de dentes humanos expostos à força ortodôntica nos lados de tensão e compressão na fase inicial do movimento dentário ortodôntico. A força ortodôntica foi aplicada usando uma mola espiral Sentalloy de 150 g. Eles usaram a análise Western blot para detetar os níveis de MMP-1 e MMP-2 no FGC nos lados de tensão e compressão. Concluiu-se que as forças ortodônticas produziram uma alteração dependente do tempo nos níveis das proteínas MMP-1 e MMP-2 nos lados de compressão e tensão.

Guvenc Basaran, Torun Ozer, et al (2006)[42] determinaram os níveis de interleucinas 2, 6 e 8 durante o movimento dentário, e testaram se eles diferiam entre si com as forças de nivelamento e distalização usadas em vários estágios de tratamento da terapia ortodôntica padrão. Os resultados mostraram que houve aumento no volume do fluido crevicular gengival e nas concentrações das interleucinas 2, 6 e 8. Assim, concluiu-se que o nivelamento e a distalização dos dentes provocaram aumentos nos níveis de interleucinas 2, 6 e 8 nos tecidos periodontais, que podem ser detectados no fluido crevicular gengival.

Batra P, Kharbanda O, et al (2006)[43] avaliou a atividade da fosfatase alcalina no fluido crevicular gengival (GCF) durante o movimento dentário ortodôntico em humanos. O estudo foi realizado em dez pacientes do sexo feminino que necessitavam de extrações de todos os primeiros pré-molares e que foram tratados com mecanoterapia padrão edgewise. Foi feita a retração dos caninos e o fluido crevicular gengival foi recolhido da mesial e distal dos caninos antes do início da retração dos caninos (linha de base), imediatamente após o início da retração e no 1°, 7°, 14° e 21° dia. A estimativa calorimétrica da atividade da fosfatase alcalina foi efectuada utilizando kits de ensaio. Os resultados mostraram que o pico da atividade enzimática ocorreu no 14° dia do início da retração, seguido de uma queda significativa da atividade, especialmente no aspeto mesial.

Yamaguchi M, Yoshii M, Kasai K (2006)[44] investigou os níveis de substância P (SP) e interleucina-1beta (IL-1beta) no fluido crevicular gengival (GCF) durante o movimento dentário ortodôntico humano, e também para determinar os coeficientes de correlação entre os níveis de SP e IL-1beta no GCF. Os sujeitos foram 3 homens e 6 mulheres submetidos a movimento ortodôntico de um único dente, com o dente contralateral usado como controlo. O FGC foi amostrado e os níveis de SP e IL-1beta foram determinados usando kits de ensaio imunoenzimático (ELISA). Os níveis de SP e IL-1beta no FGC dos dentes tratados foram significativamente mais elevados do que nos dentes de controlo correspondentes, entre 8 e 72 horas, e atingiram o seu pico às 24 horas. Esses resultados mostraram que as quantidades de SP e IL-1beta no FGC aumentaram com a movimentação ortodôntica dos dentes, indicando uma resposta inflamatória ao estresse mecânico.

Masako Yoshimatsu, Masataka Uehara, Noriaki Yoshida (2008)[45] investigaram a cinética da proteína de choque térmico 47 (HSP47) e a imunohistoquímica do antigénio nuclear das células em proliferação (PCNA) nas células PDL durante o movimento dentário ortodôntico num modelo de rato. Eles relataram que a expressão da HSP47 foi significativamente maior no lado de tensão 2 dias após a aplicação do aparelho, enquanto nenhuma mudança significativa foi observada no lado de pressão em qualquer ponto do tempo. Além disso, os índices de marcação PCNA das células PDL aumentaram significativamente no lado da tensão 6 e 10 dias após a aplicação do aparelho, e no lado da pressão 2, 6 e 10 dias após a aplicação do aparelho. Os resultados sugerem que o colagénio é metabolizado predominantemente no lado da tensão e que as células do PDL proliferam ativamente tanto no lado da tensão como no lado da pressão durante o movimento dentário ortodôntico.

Mohamed Youssef, Sharif Ashkar, et al (2008)[46] realizaram um estudo preliminar para investigar o efeito da terapia laser de baixa intensidade na retração dos caninos durante o movimento dentário ortodôntico. A quantidade de retração do canino foi medida com um paquímetro eletrônico digital e comparada com cada lado da mandíbula relativa. Os autores relataram que a velocidade do movimento dos caninos foi significativamente maior no grupo com laser do que no grupo de controlo. A intensidade da dor também foi menor no grupo com laser do que no grupo de controlo durante todo o período de retração. Os achados sugerem que a terapia com laser de baixa intensidade pode acelerar muito o movimento dentário durante o tratamento ortodôntico e também pode reduzir efetivamente o nível de dor.

Giannopoulou C, Mombelli A, Tsinidou K, et al (2008)[47] estudaram a deteção de interleucina-1 beta (IL-1beta), interleucina-4 (IL-4) e interleucina-8 (IL-8) no fluido crevicular gengival (GCF) de crianças, adolescentes e jovens adultos com e sem aparelhos ortodônticos fixos. Após o exame clínico, o FGC foi recolhido e os conteúdos de IL-1beta, IL-4 e IL-8 foram detectados por ELISA. Os autores relataram que houve um aumento na expressão de IL-1beta e IL-8 em indivíduos com aparelhos ortodônticos fixos, refletindo a atividade biológica no periodonto durante a movimentação dentária ortodôntica.

Ren Y, Vissink A (2008)[48] avaliaram as citocinas no fluido crevicular gengival (GCF) durante o tratamento ortodôntico. Os seus resultados sugeriram que existia uma associação entre a prostaglandina E(2) (PGE(2)) e a interleucina-lbeta (IL-lbeta) e a dor, a velocidade de movimentação dentária e a mecânica do tratamento. A interleucina-lbeta e a PGE(2) apresentaram diferentes padrões de regulação positiva, sendo a IL-lbeta mais sensível ao stress mecânico e a PGE(2) mais sensível à regulação sinérgica da IL-lbeta e da força mecânica.

Shalene Kereshanan, Pamela Stephenson, et al (2008)[49] identificaram e quantificaram a proteína da matriz específica da dentina, a sialoproteína da dentina (DSP), libertada no FGC durante a reabsorção radicular fisiológica e o movimento dentário ortodôntico. O FGC foi coletado com micropipetas de 50 sítios de segundos molares decíduos submetidos à reabsorção radicular fisiológica em crianças de 9 a 14 anos de idade e de 20 indivíduos de 8 a 14 anos de idade com segundos pré-molares inferiores erupcionados, servindo como controle. O FGC foi coletado de 20 pacientes submetidos a tratamento com aparelhos fixos em dois momentos, imediatamente antes da intervenção ortodôntica (T0) e 12 semanas após o início da terapia com aparelhos fixos (Tl) e as amostras foram analisadas para DSP usando um imunoensaio e os níveis semi-quantificados usando análise de imagem. Os autores observaram um aumento dos níveis de DSP nos locais que estavam a sofrer reabsorção fisiológica, em comparação com os controlos sem reabsorção. Também verificaram um aumento dos níveis de DSP em amostras de FGC dos dentes, duas semanas após o início da terapia com aparelho fixo. Concluíram que a expressão de DSP na FGC pode ser utilizada como biomarcador para monitorizar a reabsorção radicular.

Patricia Joyce Brooks, Dorrin Nilforoushan, et al (2009)[50] realizaram um estudo para compreender a base molecular do movimento dentário ortodôntico precoce, analisando a expressão de KI-67, do fator de transcrição 2 relacionado com o runt (Runx2) e do ativador do recetor do ligando do fator nuclear kappa-B (RANKL), também conhecido como proteínas do membro 11 da superfamília do ligando do fator de necrose tumoral (TNFSF11). Os resultados mostraram um aumento da expressão de KI-67, um marcador de proliferação, e de RANKL, uma molécula associada à diferenciação osteoclástica, nos locais de compressão do ligamento periodontal sujeitos a 3 horas de força. Em contraste, registou-se um aumento da expressão de KI-67 e Runx2, um marcador de precursores de osteoblastos, nas áreas de tensão após 24 horas de força. Foi observada uma diminuição da expressão de KI-67 nas regiões mesial e distal do ligamento periodontal no ponto médio da raiz do dente. Assim, concluiu-se que a expressão precoce de RANKL indicava que, nesta fase inicial, as células estavam envolvidas na sinalização dos precursores dos osteoclastos. Além disso, acreditou-se que a diminuição da expressão de KI-67 encontrada perto do ponto médio da raiz do dente representava o centro de rotação, fornecendo um meio molecular de visualizar os padrões de carga mecânica.

Yamaguchi M, Takizawa T, Nakajima R (2009)[51] realizou um estudo sobre o sistema Damon e a libertação de substância P (SP) no fluido crevicular gengival durante o movimento dentário ortodôntico em adultos. Os braquetes convencionais foram colocados na maxila do lado esquerdo, enquanto os dentes do lado direito receberam braquetes autoligáveis. Os dentes do lado esquerdo da mandíbula, sem quaisquer acessórios ortodônticos, serviram de controlo. A amostragem do FGC foi efectuada e os níveis de SP foram determinados utilizando kits de ensaio imunoabsorvente ligado a enzimas (ELISA). Os níveis de SP no GCF para os sítios do Sistema Damon foram significativamente mais baixos do que para os dentes com brackets convencionais às 24 horas. Os resultados indicaram que o Damon System inibiu o aumento da quantidade de SP no GCF, reduzindo assim a inflamação e a dor resultantes das forças ortodônticas.

Yamaguchi M (2009)[52] verificou que as concentrações de RANKL no FGC aumentavam durante o movimento dentário ortodôntico e que a relação entre a concentração do ativador do recetor do ligando do fator nuclear kappa-B (RANKL) e a da OPG no FGC. Estudos in vivo demonstraram a presença de RANKL e do Ativador do Recetor do Fator Nuclear κ B (RANK) nos tecidos periodontais durante a movimentação dentária experimental de molares de ratos, e que as células PDL sob stress mecânico podem induzir a osteoclastogénese através da regulação positiva da expressão de RANKL durante a movimentação dentária ortodôntica. Assim, conclui-se que o RANKL e a OPG são importantes na formação fisiológica de osteoclastos. É razoável propor que o sistema RANKL/RANK/OPG desempenha um papel importante na movimentação dentária ortodôntica.

M M Bildt, M Bloemen, et al (2009)[53] realizaram um estudo para investigar as diferenças nas metaloproteinases da matriz (MMPs) e nos inibidores tecidulares das metaloproteinases (TIMPs) no fluido crevicular gengival (GCF) nos lados de reabsorção e aposição durante o movimento dentário ortodôntico, e para comparar estes com os dentes de controlo. As amostras de GCF foram recolhidas e analisadas por zimografia de gelatina para deteção de MMPs, e zimografia reversa para análise de TIMPs. Foi efectuado um Western blotting para confirmar a identidade das MMPs. Os autores referiram que foram encontrados níveis mais elevados de MMPs e TIMPs tanto no lado da reabsorção como no lado da aposição, em comparação com os dentes de controlo. De forma notável, a MMP-1 parcialmente ativa foi encontrada no FGC tanto do lado da reabsorção como do lado da aposição, mas quase não estava presente nos dentes de controlo. A TIMP-1 estava fortemente aumentada no lado da aposição. As gelatinases estavam presentes principalmente no lado da reabsorção, enquanto os fragmentos gelatinolíticos foram detectados exclusivamente no lado da aposição. O pequeno aumento de TIMP-1 no lado da reabsorção pode estimular a reabsorção óssea, enquanto o grande aumento no lado da aposição reduz a reabsorção óssea. A análise das MMPs e TIMPs pode contribuir para a melhoria dos regimes de tratamento ortodôntico.

Theodosia Bartzela, Jens C. Turp, et al (2009)[54] publicaram uma revisão sistemática da literatura sobre os efeitos de medicamentos e suplementos dietéticos na taxa de movimentação dentária experimental. A administração terapêutica de eicosanóides resultou num aumento do movimento dentário, enquanto o seu bloqueio levou a uma diminuição. Os anti-inflamatórios não esteróides (AINEs) diminuíram a movimentação dentária, mas os analgésicos não AINEs, como o paracetamol (acetaminofeno), não tiveram qualquer efeito. Foi demonstrado que as hormonas corticosteróides, a hormona paratiroide e a tiroxina aumentam a movimentação dentária. Os estrogénios provavelmente reduzem a movimentação dentária, embora não exista evidência direta. A vitamina D3 estimula a movimentação dentária, e o cálcio dietético parece reduzi-la. Os bisfosfonatos tiveram um forte efeito inibitório. Concluiu-se que os medicamentos podem ter uma influência importante na taxa de movimentação dentária, e a informação sobre o seu consumo é essencial para discutir adequadamente o planeamento do tratamento com os pacientes.

Andrea M. Marcaccini, Patricia A.F. Amato, et al (2010)[55] realizaram um estudo para determinar a atividade da mieloperoxidase (MPO) no FGC e na saliva (saliva total estimulada) de pacientes ortodônticos em diferentes momentos após a ativação do aparelho fixo. Amostras do FGC e da saliva foram coletadas na linha de base, 2 horas, e 7 e 14 dias após a aplicação da força ortodôntica. Os resultados mostraram que a atividade média da MPO estava aumentada no FGC e na saliva dos pacientes ortodônticos 2 horas após a ativação do aparelho. Às 2 horas, a infiltração de neutrófilos polimorfos (PMN) no ligamento periodontal devido à força ortodôntica provavelmente resultou no aumento do nível de MPO. Assim, concluiu-se que a MPO pode ser um bom marcador para avaliar a inflamação durante o movimento ortodôntico.

Alparslan Dilsiz, Nihat kilic,Tugba Aydin, , et al (2010)[56] estudaram os níveis de leptina no fluido crevicular gengival durante a movimentação dentária ortodôntica, seleccionando 22 pacientes ortodônticos (11 rapazes e 11 raparigas) em idade adolescente que necessitavam de retração dos caninos. O FGC foi coletado e a concentração de leptina foi medida por ELISA e os resultados foram analisados estatisticamente. Concluíram que a leptina, uma citocina, pode ser um dos mediadores associados à movimentação dentária ortodôntica, cujos níveis diminuíram durante o mesmo período.

Filiz Acun Kaya, Nihal Hamamci, et al (2010)[57] determinaram os níveis de fator de necrose tumoral alfa (TNF-α), interleucina 1 β (IL-1β) e interleucina 8 (IL-8) no FGC durante o tratamento ortodôntico. Relataram que a força ortodôntica causa níveis aumentados de TNF-α, IL-1β e IL-8 no GCF durante o tratamento ortodôntico e concluíram que as citocinas pró-inflamatórias desempenham um papel importante no turnover ósseo

Rohaya Megat Abdul Wahab, Sahidan Senafi, et al (2011)[58] avaliaram a atividade da fosfatase ácida resistente ao tartarato (TRAP) no fluido crevicular gengival (GCF) durante o tratamento ortodôntico. A retração dos caninos foi feita usando 100 e 150g de força no lado direito ou esquerdo do arco maxilar. Foram colhidas amostras de GCF dos caninos nos locais mesial e distal durante 5 semanas consecutivas, tendo a atividade inicial servido de controlo. A atividade da TRAP foi determinada utilizando um espetrofotómetro. Observaram um aumento significativo da atividade da TRAP no local distal do canino retraído com 150 g de força na semana 4 e na semana 5 para o canino retraído com 100 g de força. Não se verificaram actividades significativas da TRAP entre 150 e 100 g de força na zona mesial do canino de teste. Concluíram que a enzima TRAP poderia ser um biomarcador útil para monitorizar o movimento dentário ortodôntico. Verificou-se que uma força de 150g é mais adequada para a retração do canino do que uma força de 100g.

Sarah A. Alfaqeeh e Sukumaran Anil (2011)[59] estudaram os níveis dos marcadores osteocalcina e N-telopeptídeos do colagénio tipo I no fluido crevicular gengival durante as diferentes fases do movimento dentário ortodôntico em 20 pacientes que necessitavam de extração do primeiro pré-molar e foram tratados com mecanoterapia com fio reto usando retração do canino. O fluido crevicular gengival foi coletado antes da movimentação dentária ortodôntica, 1 hora, 1 dia, 7 dias, 14 dias e 21 dias após a movimentação dentária ortodôntica e as amostras foram medidas e os resultados foram analisados estatisticamente. Concluíram que os níveis de osteocalcina e N-telopeptídeos do colagénio tipo I estavam aumentados no fluido crevicular gengival durante o tratamento ortodôntico.

Sarah A. Alfaqeeh e Sukumaran Anil (2011)[60] examinaram a atividade da lactato desidrogenase no fluido crevicular gengival como marcador do movimento dentário ortodôntico em 20 pacientes (10 homens e 10 mulheres) com idades compreendidas entre os 15 e os 25 anos que necessitavam de extracções de primeiros pré-molares e que foram tratados com mecanoterapia de fio reto utilizando a retração do canino através de molas helicoidais fechadas de Nitinol de 125g. O canino maxilar de um lado da arcada foi utilizado como dente de teste, enquanto o canino contralateral foi utilizado como dente de controlo. O FGC foi recolhido do canino maxilar antes da retração, 1 hora, 1 dia, 7, 14 e 21 dias após a retração e a atividade da LDH foi determinada espectrofotometricamente e os resultados foram analisados estatisticamente. Concluíram que a LDH, uma enzima inflamatória aguda, estava aumentada no fluido crevicular gengival durante o tratamento ortodôntico.

Shahrul Hisham Zainal Ariffin, Zulham Yamamoto, et al (2011)[8] relataram as alterações celulares e moleculares no movimento dentário ortodôntico que causam reacções sequenciais no tecido periodontal e no osso alveolar, tais como na zona de compressão (envolvendo osteoclastos), na zona de tensão (envolvendo osteoblastos), na raiz dentária e no tecido pulpar. Explicaram também o papel das células estaminais e o seu desenvolvimento em osteoblastos e osteoclastos durante o tratamento ortodôntico. Propuseram vários biomarcadores para a inflamação, a formação óssea, a reabsorção óssea e a reabsorção radicular.

Jonas Capelli Junior, Alpdogan Kantarci, et al (2011)[61] avaliaram os níveis de MMP-3, MMP-9 e MMP-13 no FGC e das quimiocinas proteína inflamatória de macrófagos (MIP)-1b, proteína quimioatraente de monócitos (MCP)-1 em diferentes momentos durante a movimentação dentária ortodôntica em catorze pacientes que necessitavam de extração de primeiros pré-molares como parte do tratamento ortodôntico. A retração dos caninos foi feita com 150 g de força, utilizando molas helicoidais fechadas de Ni-Ti. As amostras de FGC foram recolhidas 7 dias antes da ativação do aparelho ortodôntico, no dia da ativação, e após 1 e 24 horas, e 14, 21 e 80 dias de aplicação de força constante nos lados de tensão e pressão. O volume do FGC foi medido e as amostras foram analisadas usando um imunoensaio de esferas multiplexadas.

Observaram que os níveis das três MMPs se alteraram significativamente ao longo do tempo, mas apenas no lado da compressão, mas os níveis das três quimiocinas no FGC não foram afectados pela aplicação da força ortodôntica.

Drummond S, Canavarro C, et al (2012)[62] realizaram um estudo longitudinal randomizado de boca dividida para avaliar as alterações detectáveis no volume do fluido crevicular gengival durante o movimento dentário ortodôntico usando Periotron. Relataram que o volume do fluido crevicular gengival não era um biomarcador fiável para a remodelação dos tecidos durante o tratamento ortodôntico.

Megat Abdul Wahab R, Md Dasor M, et al (2013)[63] compararam os efeitos de duas forças ortodônticas diferentes na atividade da fosfatase alcalina crevicular, na taxa de movimentação dentária e na reabsorção radicular. O estudo foi realizado em doze indivíduos do sexo feminino com má oclusão de classe II divisão 1. A retração dos caninos foi realizada com uma mola helicoidal de níquel e titânio, que aplicou forças de 100gm ou 150gm para cada lado. O fluido crevicular gengival foi recolhido e analisado quanto à atividade da ALP e as radiografias periapicais foram utilizadas para avaliar a reabsorção radicular antes e depois da aplicação da força ortodôntica. Os seus resultados sugerem que houve um pico na atividade da ALP nos locais mesiais na semana 1 para o grupo de 150gm com diferenças significativas quando comparado com o grupo de 100gm. Os movimentos cumulativos dos caninos foram significativamente maiores na força de 150gm do que na força de 100gm. Concluíram que uma força de 150gm produziu movimentos dentários mais rápidos e maior atividade de ALP em comparação com o grupo de 100gm sem reabsorção radicular.

Levrini L, Sacerdote P, et al (2013)[64] realizaram um estudo piloto para investigar as alterações na Substância P (SP), um neuropeptídeo no fluido crevicular gengival em indivíduos submetidos a tratamento ortodôntico com a técnica Invisalign. Recolheram e analisaram o fluido crevicular gengival (GCF) utilizando um cone de papel. Os resultados mostraram que o SP está presente no sulco gengival durante o tratamento ortodôntico com a técnica Invisalign.

Cristiane Canavarro, Ricardo Palmier Teles, et al (2013)[65] examinaram os níveis de metaloproteinases de matriz (MMPs) -1, -2, -3, -7, -8, -12 e -13 no fluido crevicular gengival (GCF) em diferentes pontos de tempo durante o movimento dentário ortodôntico. Um canino superior escolhido aleatoriamente foi submetido a uma força distalizadora e foi considerado o lado de teste. O canino contralateral, que não foi sujeito a qualquer força mas foi incluído no aparelho ortodôntico, foi utilizado como lado de controlo. A amostragem do FGC foi realizada tanto no lado mesial (tensão) como no lado distal (pressão), no período basal, imediatamente antes da aplicação do aparelho ortodôntico e após 1 e 24 horas e 7, 14 e 21 dias, e analisada através de um ensaio imunoenzimático multiplex. Eles observaram um aumento na expressão da MMP-8 do que das outras MMPs durante a movimentação ortodôntica dos dentes.

German Barbieri , Patricia Solano, et al (2013)[66] avaliaram a expressão de um ativador do fator nuclear-kappa (RANK), osteoprotegerina (OPG), osteopontina (OPN) e fator de crescimento transformador β1 (TGF-β1) no fluido crevicular gengival (GCF) de dentes sujeitos a forças ortodônticas. As amostras de GCF foram recolhidas dos locais de tensão e compressão na linha de base, 24 horas e 7 dias e os volumes das amostras foram medidos utilizando um Periotron, tendo sido determinadas as concentrações totais de proteínas. Os níveis de RANK, OPG, OPN e TGF-β1 foram analisados utilizando um ensaio de imunoabsorção enzimática multiplex. Observaram um aumento da expressão dos mediadores de reabsorção óssea, RANK e TGF-β1, e uma diminuição da expressão de um mediador de formação óssea (por exemplo, OPG) no lado da compressão.

CAPÍTULO 4. MATERIAIS E MÉTODOS

População do estudo

Vinte indivíduos ortodônticos, incluindo 11 homens e 9 mulheres, na faixa etária de 12 a 25 anos, que frequentaram o departamento ambulatorial de Ortodontia e Ortopedia Facial do SRM Dental College & Hospital Chennai para tratamento com aparelho ortodôntico fixo, constituíram a amostra. Todos os pacientes receberam informações completas sobre o procedimento e obtiveram o consentimento informado por escrito. Foi obtida autorização ética do Comité de Ética do SRM Dental College & Hospital, Chennai.

Critérios de inclusão

1. Pacientes que necessitam de tratamento ortodôntico fixo com extração do primeiro pré-molar superior

2. Indivíduos com boa saúde entre 12-30 anos, sem predileção pelo sexo

3. Periodonto saudável com profundidade de sondagem do sulco gengival < 2 mm

4. Não utilização de medicamentos antimicrobianos e anti-inflamatórios nos 3 meses anteriores ao exame de base

5. Sem evidência radiográfica de perda óssea

Critérios de exclusão

1. Indivíduos com antecedentes conhecidos de doenças sistémicas

2. Indivíduos que foram submetidos a tratamento periodontal

Conceção experimental

Todos os indivíduos foram submetidos à extração dos primeiros pré-molares e foram tratados com aparelhos pré-ajustados de 0.022" slot MBT (Gemini, 3M Unitek) colados nos incisivos, caninos e pré-molares e bandas nos molares. Após o nivelamento e alinhamento, a retração do canino foi feita com um fio de aço inoxidável 0,019 x 0,025", do gancho do molar ao gancho do canino, através de uma mola de Nitinol de 9mm (fig.4), exercendo uma força de 125g, medida através de um medidor de dontrix (fig.3). O canino maxilar de um dos lados serviu de local experimental, enquanto o canino contralateral serviu de controlo.

Rastreio periodontal

Todos os doentes foram submetidos a profilaxia oral duas semanas antes da recolha de amostras e foram dadas instruções rigorosas de higiene oral. Os doentes foram instruídos a evitar qualquer medicação durante o período do estudo.

Colheita de fluido crevicular gengival

O fluido crevicular gengival foi recolhido com uma micropipeta Hirschmann (fig.2) graduada de 1 μl a 5 μl. Os dentes foram secos suavemente com spray de ar e isolados com rolos de algodão. A retração das bochechas foi feita com um retractor de bochechas. As amostras de fluido crevicular gengival foram então recolhidas colocando a micropipeta no ângulo da linha mesio-labial, na superfície labial média, no ângulo da linha disto-labial, no ângulo da linha mesio-palatina, na superfície palatina média e no ângulo da linha disto-palatina dos caninos experimentais e de controlo, antes do início da retração, 1 hora após o início da retração do canino, seguido de 1 dia, 7 dias, 14 dias e 21 dias (fig. 5,6). Foram tomadas precauções para evitar a contaminação com sangue e saliva.

T_0	Linha de base
T_1	Uma hora após o início da retração
T_2	Um dia após o início da retração
T_3	7 dias após o início da retração
T_4	14 dias após o início da retração
T_5	21 dias após o início da retração

Quadro 1: Intervalo de tempo

Armazenamento de amostras

As amostras de GCF recolhidas foram transferidas para tubos Eppendorf de 1,5 ml (fig.1) e seladas. Em seguida, foram rotuladas e armazenadas a uma temperatura de -80°C (fig. 9,10) até à realização do ensaio.

Ensaio da desidrogenase láctica GCF

A atividade da lactato desidrogenase nas amostras de fluido crevicular gengival foi medida e analisada espectrofotometricamente e comparada com o local de controlo. A análise foi efectuada utilizando o Kit de Ensaio Calorimétrico da Atividade da Desidrogenase Láctica (BioVision Incorporated CA 95035 USA) que contém o tampão de ensaio da LDH e a mistura de substrato da LDH (fig.11). A mistura de reação foi preparada misturando 48 µl de tampão de ensaio e 2 µl de solução de mistura de substrato. Em seguida, a mistura de reação foi adicionada à amostra de GCF nas placas ELISA de fundo plano de 96 poços utilizando micropipetas (fig.13). Neste ensaio de quantificação colorimétrica da LDH, a LDH reduz o NAD a NADH, que depois interage com uma sonda específica para produzir uma cor (λmax = 450 nm) que foi analisada utilizando um espetrofotómetro (fig.16). Os resultados foram primeiro convertidos em unidades de atividade enzimática (1 unidade = 1 µmol de NAD+ libertado por minuto a 30°C) e finalmente expressos como atividade total de lactato desidrogenase (µmol unidades/L) por amostra.

Kit para o ensaio calorimétrico da atividade da desidrogenase láctica

Componentes	K726-500	Código Cap	Número da peça
Tampão de ensaio LDH	50 ml	NM	K726-500-1
Mistura de Substrato LDH (liofilizado)	1 frasco	Âmbar	K726-500-2
NADHStandard (0,5 µmol; liofilizado)	1 frasco	Amarelo	K726-500-3
Controlo positivo da LDH	0,02 ml	Vermelho	K726-500-4

Tabela 2: Conteúdo do kit

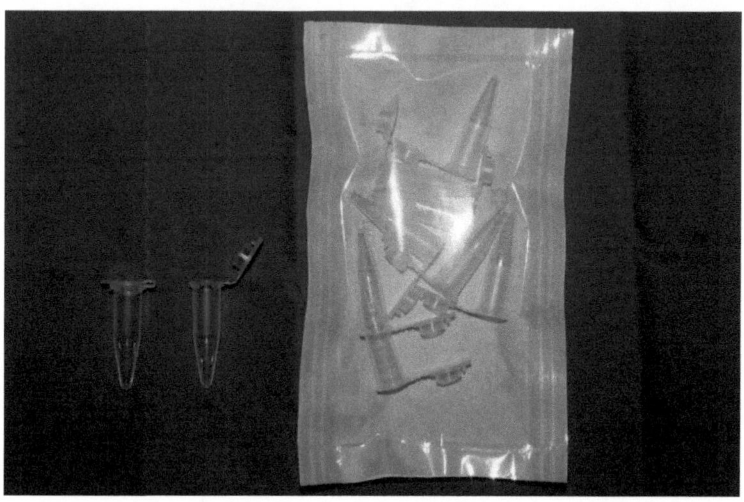

Fig 1: Tubos Eppendorf

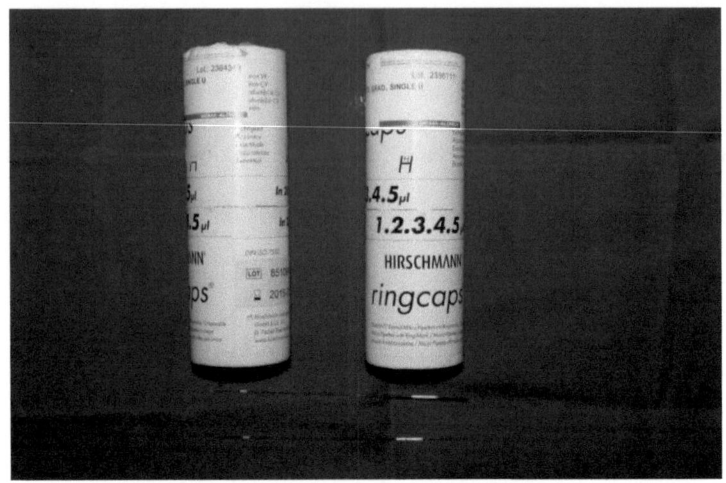

Fig 2: Micropipetas Hirschmann

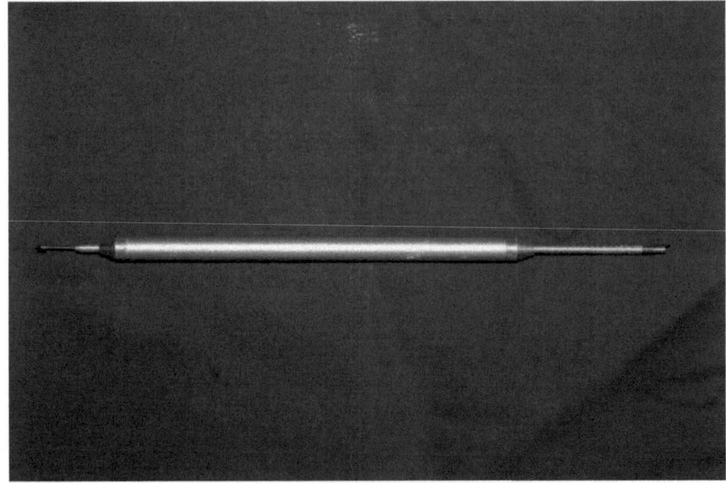

Fig. 3: Medidor Dontrix

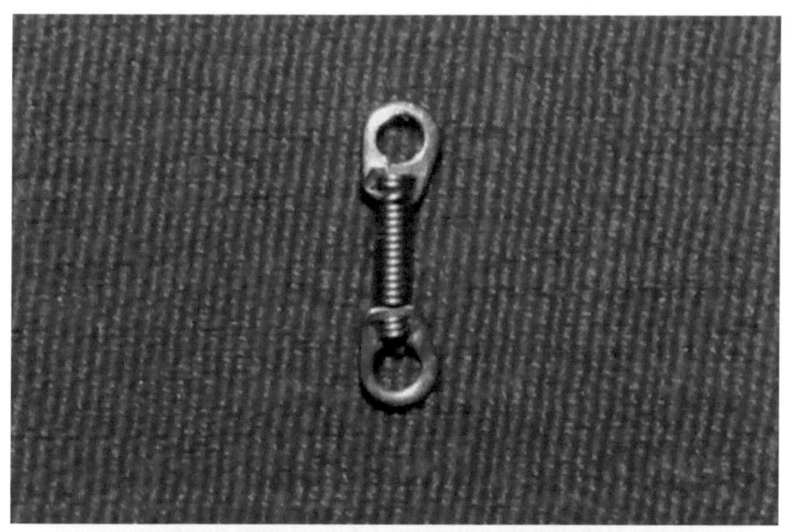

Fig 4: Mola helicoidal fechada NiTi (9mm)

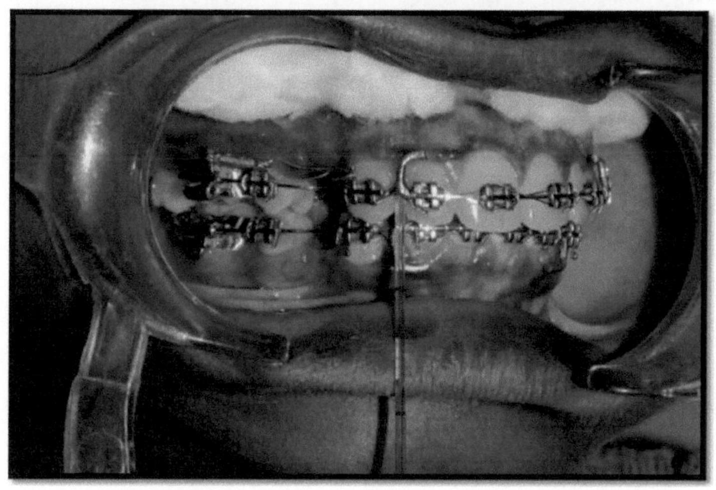

Fig. 5: Recolha de amostras GCF - Local experimental

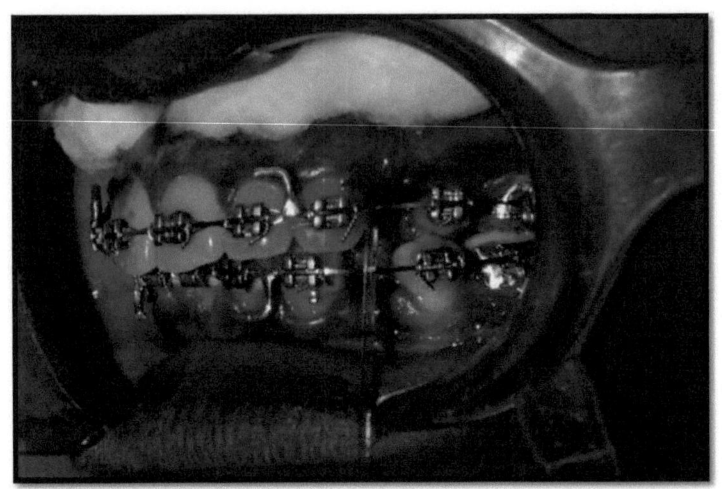

Fig 6: Recolha de amostras GCF - Local de controlo

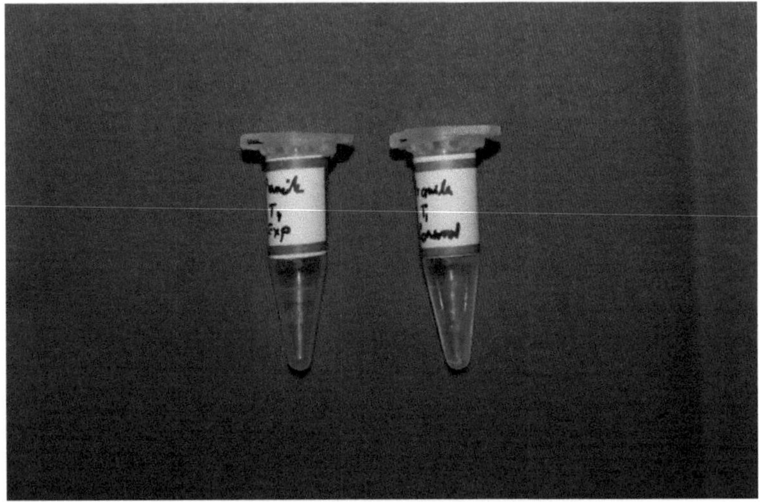

Fig. 7: Marcação das amostras de GCF

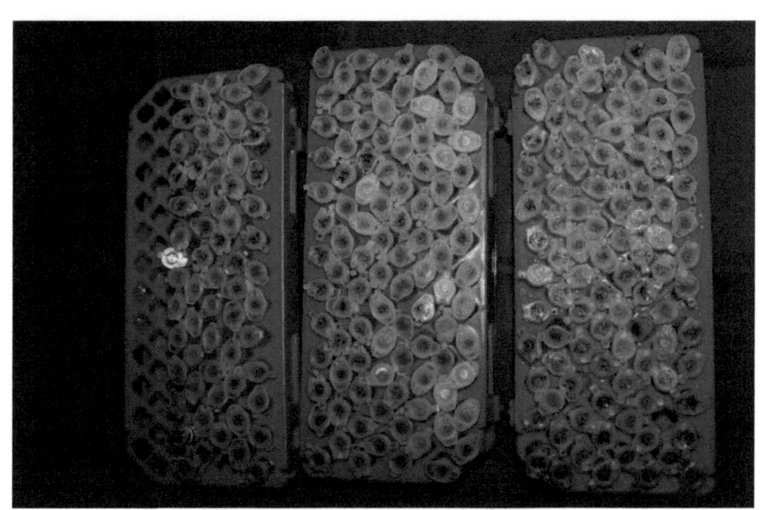

Fig 8: Amostras de GCF recolhidas

Fig 9: Congelador

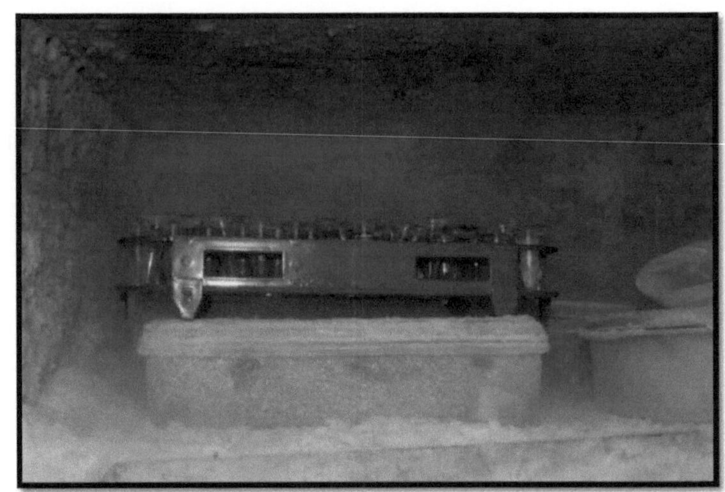

Fig 10: Armazenamento de amostras de GCF

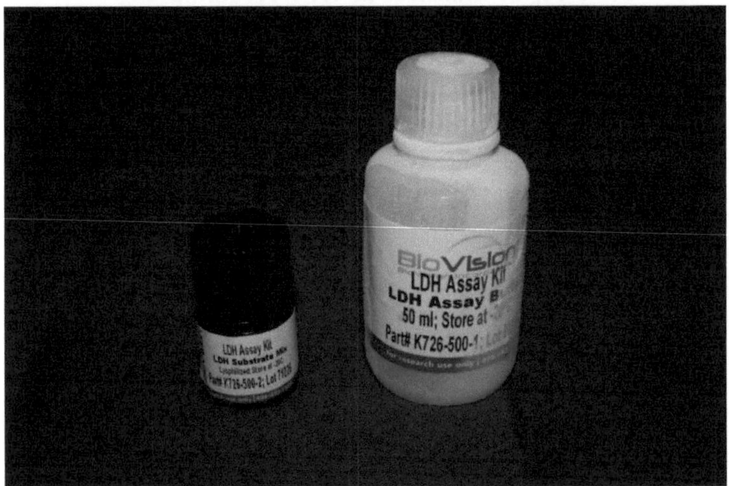

Fig. 11: Mistura de tampão e substrato para o ensaio da LDH

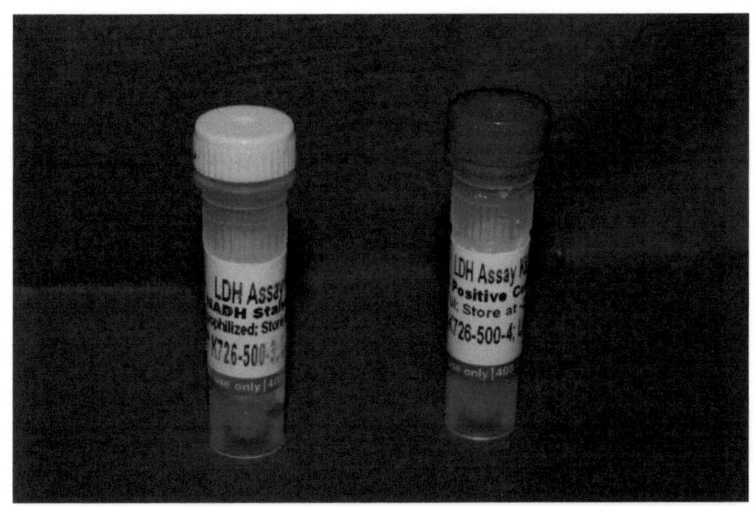

Fig. 12: Padrão de NADH e controlo positivo de LDH

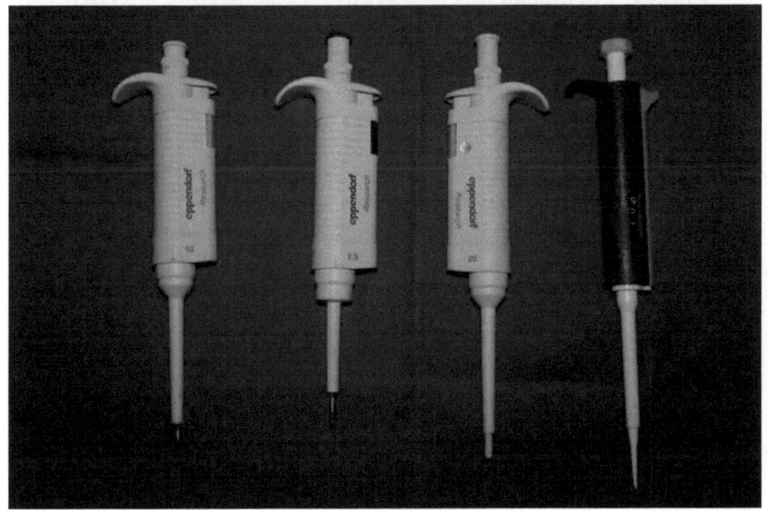

Fig. 13: Micropipetas

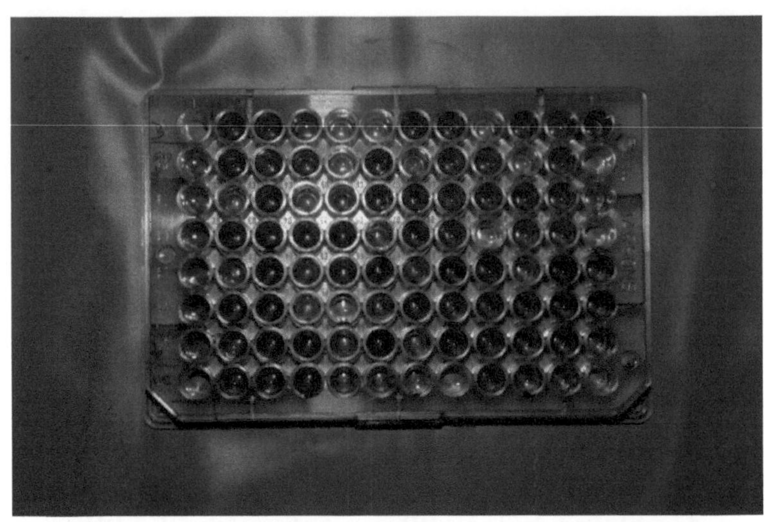

Fig. 14: Formação de cor durante o ensaio calorimétrico

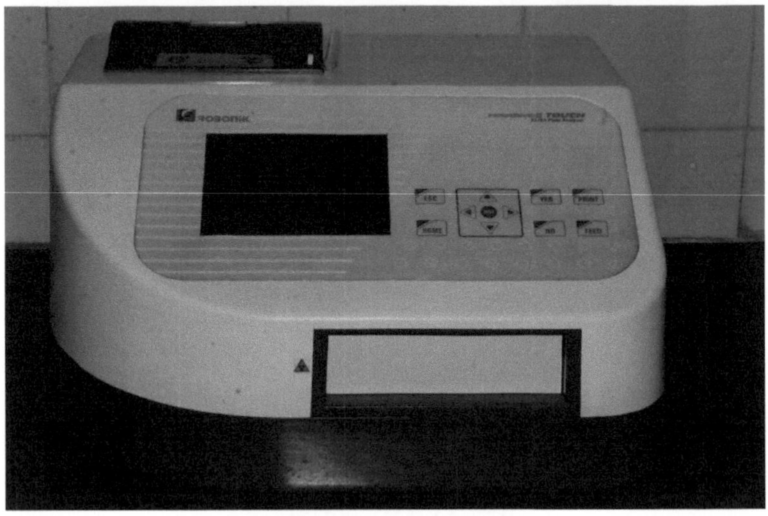

Fig. 15: Espectrofotómetro

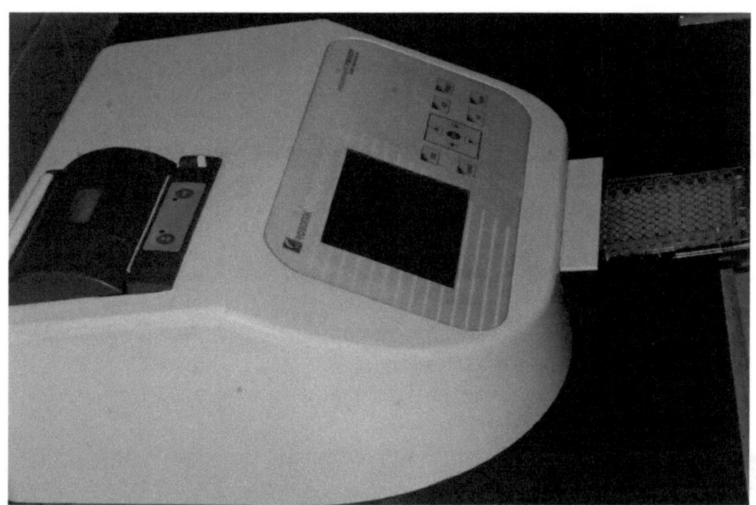

Fig. 16: Análise espectrofotométrica da amostra GCF

ANÁLISE ESTATÍSTICA

Os dados assim recolhidos foram avaliados com recurso ao software SPSS (Statistical Package for Social Sciences).

Foram calculadas estatísticas descritivas, incluindo a média, o desvio padrão e o erro padrão para os níveis de desidrogenase láctica do FGC do dente de teste e do dente de controlo. Os níveis de LDH em diferentes intervalos de tempo foram comparados e analisados utilizando ANOVA de uma via e seguido do teste Tukey HSD (Honestly Significant Difference).

CAPÍTULO 5. RESULTADO

As amostras de fluído crevicular gengival foram colhidas do canino experimental que foi retraído com molas helicoidais fechadas de NiTi de 9mm exercendo 125g de força, e também do canino contralateral que serviu de controlo sem qualquer força de retração. A recolha de amostras foi efectuada na linha de base, 1 hora, 1 dia, 7 dias, 14 dias e 21 dias após o início da retração do canino. A quantidade de NADH formada pela redução de NAD, que reflecte a atividade da lactato desidrogenase nas amostras de fluído crevicular gengival, foi analisada utilizando um espetrofotómetro.

A média, o desvio padrão e o erro padrão foram calculados para os resultados obtidos. Utilizou-se a ANOVA de uma via e o teste HSD de Tukey para testar qualquer diferença estatisticamente significativa em várias amostras relacionadas com o local de controlo ou experimental em diferentes intervalos de tempo

		N	Média	Desvio Std. Desvio	Erro Std.	Intervalo de confiança de 95% para a média
						Limite inferior
	controlo	20	194.8837	25.12742	5.61866	183.1237
Tempo_0	Experimental	20	195.8293	25.38198	5.67558	183.9501
	Total	40	195.3565	24.93373	3.94237	187.3823
	controlo	20	200.0692	24.08498	5.38557	188.7971
Tempo_1	Experimental	20	222.3967	16.47405	3.68371	214.6867
	Total	40	211.2330	23.29482	3.68324	203.7830
	controlo	20	209.6657	20.30059	4.53935	200.1648
Tempo_2	Experimental	20	244.7710	12.55749	2.80794	238.8939
	Total	40	227.2184	24.36373	3.85224	219.4265
	controlo	20	221.0605	15.10608	3.37782	213.9906
Tempo_3	Experimental	20	282.9288	26.18759	5.85572	270.6726
	Total	40	251.9946	37.77209	5.97229	239.9145

	controlo	20	227.6248	15.17094	3.39233	220.5245
Tempo_4	Experimental	20	463.4015	48.66842	10.88259	440.6240
	Total	40	345.5131	124.57965	19.69777	305.6706
	controlo	20	229.1533	15.22007	3.40331	222.0300
Tempo_5	Experimental	20	478.1565	47.96904	10.72620	455.7063
	Total	40	353.6549	130.88918	20.69540	311.7945

Quadro 2: Dados estatísticos descritivos da atividade da LDH em diferentes intervalos de tempo

Testes Post Hoc

Variável dependente: Controlo

Tukey HSD

(I) Count	(J) Count	Mean Difference (I-J)	Std. Error	Sig.	95% Confidence Interval	
					Lower Bound	Upper Bound
0	1	-5.18555	6.20966	.960	-23.1860	12.8149
	2	-14.78205	6.20966	.172	-32.7825	3.2184
	3	-26.17680*	6.20966	.001	-44.1772	-8.1764
	4	-32.74105*	6.20966	.000	-50.7415	-14.7406
	5	-34.26955*	6.20966	.000	-52.2700	-16.2691
1	0	5.18555	6.20966	.960	-12.8149	23.1860
	2	-9.59650	6.20966	.636	-27.5969	8.4039
	3	-20.99125*	6.20966	.012	-38.9917	-2.9908
	4	-27.55550*	6.20966	.000	-45.5559	-9.5551
	5	-29.08400*	6.20966	.000	-47.0844	-11.0836
2	0	14.78205	6.20966	.172	-3.2184	32.7825
	1	9.59650	6.20966	.636	-8.4039	27.5969
	3	-11.39475	6.20966	.448	-29.3952	6.6057
	4	-17.95900	6.20966	.051	-35.9594	.0414
	5	-19.48750*	6.20966	.026	-37.4879	-1.4871
3	0	26.17680*	6.20966	.001	8.1764	44.1772
	1	20.99125*	6.20966	.012	2.9908	38.9917
	2	11.39475	6.20966	.448	-6.6057	29.3952
	4	-6.56425	6.20966	.897	-24.5647	11.4362
	5	-8.09275	6.20966	.783	-26.0932	9.9077
4	0	32.74105*	6.20966	.000	14.7406	50.7415
	1	27.55550*	6.20966	.000	9.5551	45.5559
	2	17.95900	6.20966	.051	-.0414	35.9594
	3	6.56425	6.20966	.897	-11.4362	24.5647
	5	-1.52850	6.20966	1.000	-19.5289	16.4719
5	0	34.26955*	6.20966	.000	16.2691	52.2700
	1	29.08400*	6.20966	.000	11.0836	47.0844
	2	19.48750*	6.20966	.026	1.4871	37.4879
	3	8.09275	6.20966	.783	-9.9077	26.0932
	4	1.52850	6.20966	1.000	-16.4719	19.5289

*. A diferença média é significativa a um nível de 0,05.

Quadro 4: Comparações múltiplas entre intervalos de tempo do grupo de controlo pelo teste HSD de Tukey

Inferência de tabela:

As comparações múltiplas entre intervalos de tempo do grupo de controlo através do teste Tukey HSD são apresentadas no quadro 4. O grupo de controlo apresentou um aumento gradual do nível de LDH de T_0 a T_5 , embora fosse baixo em comparação com o local experimental.

Testes Post Hoc

Variável dependente: Exp

Tukey HSD

(I) Count	(J) Count	Mean Difference (I-J)	Std. Error	Sig.	95% Confidence Interval	
					Lower Bound	Upper Bound
0	1	-26.567500	10.351139	.114	-56.57314	3.43814
	2	-48.941750*	10.351139	.000	-78.94739	-18.93611
	3	-87.099500*	10.351139	.000	-117.10514	-57.09386
	4	-267.57225*	10.351139	.000	-297.57789	-237.56661
	5	-282.32725*	10.351139	.000	-312.33289	-252.32161
1	0	26.567500	10.351139	.114	-3.43814	56.57314
	2	-22.374250	10.351139	.264	-52.37989	7.63139
	3	-60.532000*	10.351139	.000	-90.53764	-30.52636
	4	-241.00475*	10.351139	.000	-271.01039	-210.99911
	5	-255.75975*	10.351139	.000	-285.76539	-225.75411
2	0	48.941750*	10.351139	.000	18.93611	78.94739
	1	22.374250	10.351139	.264	-7.63139	52.37989
	3	-38.157750*	10.351139	.005	-68.16339	-8.15211
	4	-218.63050*	10.351139	.000	-248.63614	-188.62486
	5	-233.38550*	10.351139	.000	-263.39114	-203.37986
3	0	87.099500*	10.351139	.000	57.09386	117.10514
	1	60.532000*	10.351139	.000	30.52636	90.53764
	2	38.157750*	10.351139	.005	8.15211	68.16339
	4	-180.47275*	10.351139	.000	-210.47839	-150.46711
	5	-195.22775*	10.351139	.000	-225.23339	-165.22211
4	0	267.572250*	10.351139	.000	237.56661	297.57789
	1	241.004750*	10.351139	.000	210.99911	271.01039
	2	218.630500*	10.351139	.000	188.62486	248.63614
	3	180.472750*	10.351139	.000	150.46711	210.47839
	5	-14.755000	10.351139	.712	-44.76064	15.25064
5	0	282.327250*	10.351139	.000	252.32161	312.33289
	1	255.759750*	10.351139	.000	225.75411	285.76539
	2	233.385500*	10.351139	.000	203.37986	263.39114
	3	195.227750*	10.351139	.000	165.22211	225.23339
	4	14.755000	10.351139	.712	-15.25064	44.76064

*. A diferença média é significativa ao nível de 0,05.

Tabela 3: Comparações múltiplas entre intervalos de tempo do grupo experimental pelo teste HSD de Tukey

Inferência de tabela:

As comparações múltiplas entre os intervalos de tempo dos grupos experimentais pelo método Tukey HSD são mostradas na tabela 3 O local experimental mostrou um aumento gradual nos níveis de LDH da linha de base (To) - 21 dias (T5). Houve uma diferença estatisticamente significativa nos níveis de LDH em diferentes intervalos de tempo entre T0&T1, T1&T2 e T4&T5.

ANOVA

		Sum of Squares	df	Mean Square	F	Sig.
T0_Values	Between Groups	8.941	1	8.941	.014	.906
	Within Groups	24237.008	38	637.816		
	Total	24245.949	39			
T1_Values	Between Groups	4985.173	1	4985.173	11.709	.002
	Within Groups	16178.132	38	425.740		
	Total	21163.304	39			
T2_Values	Between Groups	12323.786	1	12323.786	43.256	.000
	Within Groups	10826.286	38	284.902		
	Total	23150.072	39			
T3_Values	Between Groups	38276.804	1	38276.804	83.758	.000
	Within Groups	17365.692	38	456.992		
	Total	55642.496	39			
T4_Values	Between Groups	555906.8	1	555906.758	427.822	.000
	Within Groups	49376.688	38	1299.387		
	Total	605283.4	39			
T5_Values	Between Groups	620026.2	1	620026.185	489.621	.000
	Within Groups	48120.914	38	1266.340		
	Total	668147.1	39			

Quadro 5: Comparações múltiplas entre os grupos experimental e de controlo por ANOVA

Inferência de tabela:

As comparações múltiplas entre os grupos experimental e de controlo são apresentadas na tabela 5. Verificou-se uma diferença estatisticamente significativa nos níveis de lactato desidrogenase no fluido crevicular gengival entre os grupos experimental e de controlo em todos os intervalos de tempo, exceto em T_0

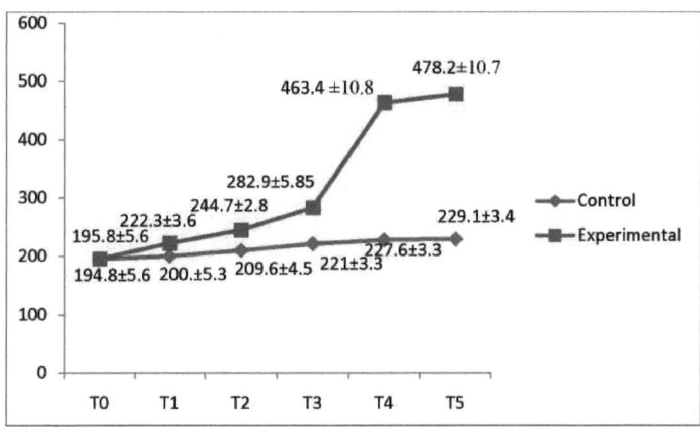

Gráfico 1 : Nível de desidrogenase láctica do fluido crevicular gengival (μmol/L) nos locais de controlo e de experiência (os valores são a média ±SEM).

Os níveis de lactato desidrogenase no fluido crevicular gengival variaram de 194,88 ± 5,61 μmol/L na linha de base para 229,15 ± 3,40 μmol/L no 21° dia no local de controlo. O nível de LDH no GCF aumentou constantemente com o tempo no local da experiência, de 195,82 ± 5,67 μmol/L na linha de base para 282,9 ± 5. μmol/L aos 7 dias. Seguiu-se um aumento acentuado estatisticamente significativo dos níveis de LDH de 282,9 ± 5,85 μmol/L aos 7 dias para 4,63,4 ± 10,8 μmol/L aos 14 dias. Verificou-se um ligeiro aumento da atividade da LDH de 463,4 ± 10,8 μmol/L aos 14 dias para 478,15 ± 10,72 μmol/L aos 21 dias, o que não foi estatisticamente significativo. stForam observados níveis significativamente mais elevados de LDH a partir do 7° dia até ao 21° dia no local experimental onde foi aplicada a força ortodôntica.

CAPÍTULO 6. DEBATE

O tratamento ortodôntico é baseado no princípio de que, se uma pressão contínua é aplicada ao dente, o movimento ocorre como resultado da remodelação do osso circundante. O movimento do dente é um fenómeno do ligamento periodontal e as alterações que produzem o movimento do dente são iniciadas no ligamento periodontal.67 Devido à pressão sustentada, o fluxo sanguíneo diminui onde o ligamento periodontal está comprimido e aumenta onde o ligamento periodontal está sob tensão.

As primeiras alterações que ocorrem durante o movimento dentário ortodôntico são uma resposta inflamatória ativa caracterizada por vasodilatação periodontal e migração de leucócitos para fora dos vasos sanguíneos capilares. Essas células são responsáveis pela produção de citocinas, as moléculas bioquímicas sinalizadoras locais. Após um ou dois dias, a fase aguda da inflamação desaparece e é seguida por uma fase crónica. A fase crónica da inflamação envolve a proliferação de fibroblastos, células endoteliais, osteoblastos, etc. Durante esta fase, há uma migração contínua de leucócitos para os tecidos periodontais tensos que regulam o processo de remodelação. 1

Guyton relata a reabsorção óssea através da formação de projecções vilosas de osteoclastos, resultando na formação de uma borda rugosa adjacente ao osso.68 Estas projecções segregam enzimas proteolíticas dos lisossomas e vários ácidos, incluindo o ácido lático e o ácido cítrico, das mitocôndrias e das vesículas secretoras. Estes ácidos são responsáveis pela solução dos sais ósseos. As células osteoclásticas são absorvidas pelo processo de fagocitose. As partículas e os cristais da matriz óssea acabam por ser dissolvidos e libertados no sangue.

A lactato desidrogenase é uma enzima óxido redutase que está presente no citoplasma da célula e é libertada das células durante a necrose. Em condições anaeróbias, as células dependem da glicólise anaeróbica para a respiração, durante a qual se forma o produto final, o ácido lático. A lactato desidrogenase ajuda na conversão do ácido pirúvico em ácido lático. As células capazes de se adaptar às alterações metabólicas continuam a desenvolver-se e as células que não conseguem adaptar-se às alterações isquémicas sofrem necrose. As células necrosadas libertam o seu conteúdo, provocando a ativação da resposta inflamatória local. 8

Vários investigadores descobriram que a reação celular e tecidular começa após a alteração do fluxo sanguíneo, levando ao extravasamento de células inflamatórias e ao recrutamento de osteoblastos e osteoclastos. As células libertadas resultam na síntese de várias moléculas e enzimas que interagem com os tecidos periodontais para a remodelação dos tecidos. 1

Estudos demonstraram que a atividade da lactato desidrogenase no fluido crevicular gengival está significativamente relacionada com a inflamação gengival e a destruição dos tecidos.9,69 Por conseguinte, a atividade da lactato desidrogenase no fluido crevicular gengival foi reconhecida como um biomarcador para monitorizar o metabolismo periodontal.70 Estudos anteriores relatam que vários biomarcadores como a mieloperoxidase, a fosfatase alcalina, a aspartato aminotransferrase, a catepsina B, as interleucinas (IL) - 2, IL - 6, IL - 8 mostram alterações nos seus níveis no FGC após a aplicação de força ortodôntica. Porém, poucos estudos foram realizados para avaliar a relação entre a LDH e a movimentação dentária ortodôntica. Por isso, este estudo foi feito para avaliar os seus níveis no fluido crevicular gengival durante o movimento dentário ortodôntico, seleccionando vinte indivíduos ortodônticos, todos com necessidade de extracções de primeiros pré-molares. Todos os pacientes foram tratados com um aparelho pré-ajustado de borda 0.022" slot MBT, utilizando braquetes 3M. Após o nivelamento e alinhamento, a retração do canino foi feita com um fio de arcada base de 0,019 x 0,025 "SS, do gancho do molar ao gancho do canino, de um lado, por uma mola helicoidal fechada de Nitinol (9mm), exercendo 125g de força.71 Nenhuma força foi aplicada no canino do lado oposto, que serviu como controle.

O sulco gengival foi escolhido para a experimentação da atividade da LDH devido à sua continuidade com o ligamento periodontal e a compressão do ligamento periodontal leva à migração de produtos bioquímicos para o sulco gengival.57 As amostras de fluido crevicular gengival foram então recolhidas utilizando uma micropipeta Hirschmann graduada de 1 a 5 pl dos caninos experimentais e de controlo antes do início da retração, 1 hora após o início da retração do canino, seguido de 1 dia, 7 dias, 14 dias e 21 dias. A atividade da lactato desidrogenase nas amostras de fluido crevicular gengival foi medida e analisada espectrofotometricamente e comparada com o local de controlo.

Os resultados deste estudo mostraram que houve um aumento dos níveis de LDH durante o movimento dentário ortodôntico, em comparação com o local de controlo, e a diferença foi estatisticamente significativa em todos os intervalos de tempo, exceto nos níveis de base em T0. Os resultados estão correlacionados com o estudo anterior realizado por Emanuela Serra e Perinetti G, que verificaram que os níveis de LDH aumentaram no fluido crevicular gengival no local onde a força ortodôntica foi aplicada, em comparação com o local de controlo contralateral33,37.

Os níveis de LDH no local experimental após a aplicação de 125 g de força mostraram um aumento constante de 0 hora, 1 hora, 1 dia e 7 dias. Houve então um aumento acentuado de 7 a 14 dias. Seguiu-se um aumento ligeiro de 14 a 21 dias. A diferença entre cada um dos grupos foi estatisticamente significativa, exceto entre 0 hora e 1 hora. O aumento acentuado entre 7 e 14 dias pode, provavelmente, ser explicado pelo estudo de Burrstone, que constatou a existência de três fases de movimentação dentária ortodôntica - inicial, lag e pós-lag. A fase inicial é caracterizada pelo movimento dos dentes dentro do espaço do ligamento periodontal. A fase de retardamento é caracterizada por uma zona hialinizada onde não ocorre movimento dentário.

Os tecidos hialinizados são áreas focais de necrose asséptica que são acelulares e contêm matriz de substância fundamental. A fase pós-lag é caracterizada por um aumento gradual ou súbito do movimento dentário seguido pela degeneração das zonas hialinizadas por células do periodonto normal circundante.72 O aumento acentuado encontrado neste estudo coincide com a fase lag descrita por ele.

Os resultados do estudo também se correlacionam com os de Reitan, que descreveu três processos distintos no tecido periodontal em função das forças ortodônticas11 . A deformação tecidual ocorre na primeira fase, seguida da segunda fase, durante a qual as células apropriadas estabelecem um microambiente que permite a correta modelagem e remodelação do tecido. Na terceira fase, ocorre a renovação tecidual para permitir a redução da tensão aplicada, que termina com a desativação do aparelho. A reabsorção ou destruição tecidual é atribuída ao aumento do nível de lactato desidrogenase no FGC durante a movimentação dentária ortodôntica13,73. Os altos níveis de LDH desidrogenase alcançados após 14 dias provavelmente se devem a esse turnover tecidual ocorrido na segunda fase.

A avaliação dos níveis de LDH no local de controlo revelou um ligeiro aumento de TO para T5, mas a diferença entre os grupos de tempo não foi estatisticamente significativa. O ligeiro aumento pode ter sido provavelmente devido ao movimento dentário residual que pode ter ocorrido durante o curso do estudo.

O efeito das aplicações de força sobre os tecidos foi explicado por Brigit Thilander, que dividiu a duração do movimento dentário em dois períodos diferentes, o inicial e o secundário. Durante o período inicial, o movimento dentário ocorre no interior do osso alveolar através do estreitamento da membrana periodontal, seguido da diferenciação dos osteoclastos ao longo do osso alveolar após 30 a 40 horas. O período secundário é caracterizado pela reabsorção subjacente após a remoção do tecido hialinizado.74 A compressão dos vasos sanguíneos pela aplicação da força ortodôntica causa danos à parede do vaso sanguíneo e desintegração dos elementos sanguíneos. As células danificadas sofrem alterações sequenciais, começando inicialmente com o inchaço das mitocôndrias e do retículo endoplasmático, seguido de rutura e desintegração da membrana citoplasmática e o núcleo torna-se picnótico. Após um certo período de tempo, ocorre a rutura do núcleo, deixando para trás as células intercaladas entre as fibras de colagénio. Os resultados deste estudo estabelecem uma relação direta entre a rutura dos tecidos no período secundário e o aumento dos níveis de LDH.

Assim, a partir deste estudo, pode-se concluir que a enzima lactato desidrogenase pode ter um possível papel como biomarcador da movimentação dentária ortodôntica. Um tamanho maior de amostra e a correlação da LDH com outros biomarcadores estabelecidos podem dar mais relevância a estudos futuros. Os estudos também podem ser feitos utilizando-se várias magnitudes de força durante um período maior de tempo. Estudos futuros também podem incluir o uso da LDH para facilitar a movimentação dentária ortodôntica em ensaios clínicos controlados.

CAPÍTULO 7. RESUMO E CONCLUSÃO

O objetivo do presente estudo in vivo é estimar os níveis da enzima lactato desidrogenase no fluido crevicular gengival durante o movimento dentário ortodôntico e determinar se a enzima lactato desidrogenase pode ser utilizada como um biomarcador para monitorizar o movimento dentário ortodôntico ativo.

Vinte indivíduos ortodônticos, todos necessitando de extrações de primeiros pré-molares, foram selecionados e tratados com aparelho pré-ajustado de borda 0.022" slot MBT (Gemini 3M Unitek) colado nos incisivos, caninos e pré-molares e bandas nos molares. Após o nivelamento e alinhamento, a retração do canino foi feita num fio do arco base de 0,019 x 0,025" SS do gancho do molar ao gancho do canino por uma mola helicoidal fechada de Nitinol (9mm) exercendo 125 g de força (mola helicoidal fechada de Nitinol, 3M unitek, Monrovia, Califórnia, EUA). O canino maxilar de um dos lados serviu de local experimental, enquanto o canino contralateral serviu de controlo.

As amostras de fluido crevicular gengival foram então recolhidas com uma micropipeta de Hirschmann dos caninos experimentais e de controlo antes do início da retração, 1 hora após o início da retração do canino, seguido de 1 dia, 7 dias, 14 dias e 21 dias. A atividade da lactato desidrogenase nas amostras de fluido crevicular gengival foi medida e analisada espectrofotometricamente e comparada com o local de controlo. A análise foi efectuada utilizando o kit de ensaio colorimétrico da atividade da desidrogenase láctica (BioVision Incorporated CA 95035 USA).

- Os resultados revelaram uma diferença estatisticamente significativa nos níveis de lactato desidrogenase no fluido crevicular gengival entre os grupos experimental e de controlo em todos os intervalos de tempo, exceto em T_o .

• Os níveis de LDH no local experimental mostraram um aumento constante a partir de Ohour, 1 hora, 1 dia e 7 dias, seguido de um aumento acentuado de 7 a 14 dias e um aumento ligeiro de 14 a 21 dias. A diferença entre cada um dos grupos foi estatisticamente significativa, exceto entre 0 hora e 1 hora.

• Os níveis de LDH no GCF no local de controlo revelaram um ligeiro aumento de T_0 para T_5 , mas a diferença entre os grupos de tempo não foi estatisticamente significativa.

A partir dos resultados observados neste estudo, pode concluir-se que

• A atividade da enzima lactato desidrogenase pôde ser avaliada com êxito no fluido crevicular gengival.

• Quando são aplicadas forças ortodônticas constantes, contínuas e óptimas, a atividade da desidrogenase láctica no fluido crevicular gengival mostrou um aumento acentuado durante o movimento dentário ortodôntico, com um aumento estatisticamente muito significativo entre 7th e 14 dias, em comparação com o local de controlo, com o início da retração dos caninos.

- Assim, a avaliação da atividade da desidrogenase láctica no fluido crevicular gengival pode ser utilizada como um biomarcador do metabolismo periodontal durante o movimento dentário ortodôntico.

É necessária mais investigação para avaliar os níveis de lactato desidrogenase no fluido crevicular gengival para diferentes magnitudes de força e duração da aplicação da força. A avaliação da enzima lactato desidrogenase no fluido crevicular gengival após 21 dias pode ser feita para melhorar o conhecimento da base molecular do movimento dentário ortodôntico e determinar se o movimento dentário ativo está a ocorrer. Isto é útil para derivar um calendário de consultas activas e um protocolo de retenção. São necessárias mais investigações para confirmar se este biomarcador pode ser utilizado para melhorar a movimentação dentária ortodôntica.

BIBLIOGRAFIA

1. Krishnan V, Davidovitch Z. Reacções celulares, moleculares e ao nível dos tecidos à força ortodôntica. Am J Orthod Dentofacial Orthop 2006;129(4):469e.1-469e.32.

2. Davidovitch Z. Tooth Movement . Crit Rev Oral Biol Med 1991;2(4):411-50

3. Taba M Jr, Kinney J, Kim AS, Giannobile WV. Biomarcadores de diagnóstico para doenças orais e periodontais, Dental Clinics of North America 2005;49(3);551-571.

4. Cimasoni G. Atualização do fluido crevicular. Monogr Oral Sci. 1983;12:III-VII, 1-152.

5. Brill N. Condições gengivais relacionadas com o fluxo de fluido tecidular para as bolsas gengivais. Ata Odontol Scand 1960; 18: 421-446.

6. Lamster IB, Novak MJ. Mediadores do hospedeiro no fluido crevicular gengival: implicações para a patogénese da doença periodontal. Crit Rev Oral Biol Med 1992; 3(1-2):31-60.

7. Uematsu S, Mogi M, Deguchi T. Os níveis de interleucina (IL)-1 beta, IL-6, fator de necrose tumoral-alfa, fator de crescimento epidérmico e beta 2-microglobulina estão elevados no fluido crevicular gengival durante o movimento dentário ortodôntico humano. J Dent Res 1996; 75(1):562-7.

8. Zainal Ariffin SH, Yamamoto Z, Zainol Abidin IZ, Megat Abdul Wahab R, Zainal Ariffin Z. Alterações celulares e moleculares no movimento dentário ortodôntico Revista científica mundial 2011; 11: 1788-1803.

9. Lamster IB, Mandella RD, Gordon JM. Atividade da lactato desidrogenase no fluido

crevicular gengival recolhido com tiras de papel de filtro: análise em indivíduos com gengiva não inflamada e ligeiramente inflamada. J Clin Periodontol 1985; 12(2): 153-61.

10. Macapanpan, LG, Weinmann JP, Brodie AG. Alterações precoces dos tecidos após o movimento dentário em ratos. Angle Orthod 1954; 24(2): 79-95.

11. Reitan K. Observações clínicas e histológicas sobre a movimentação dentária durante e após o tratamento ortodôntico. Am J Orthod 1967; 53(10):721-45.

12. Ericsson I, Thilander B, Lindhe J. Periodontal Conditions After Orthodontic Tooth movement In Dogs. Angle Orthod 1978; 48(3): 210218.

13. Lilja E, Lindskog S, Hammarstrom L. Histoquímica de enzimas associadas à degradação tecidual incidente na movimentação dentária ortodôntica. Am J Orthod 1983; 83(1): 62-75.

14. Stanfeld J, Jones J, Laster L, Davidovitch Z. Aspectos bioquímicos da movimentação dentária ortodôntica. Concentração de nucleotídeos cíclicos e prostaglandinas nos tecidos que circundam os dentes tratados ortodonticamente in vivo. Am J Orthod 1986; 90(2): 139-48.

15. Samuel J. Burrow, Patrick, Tuncay OC. Effects of diazepam on orthodontic tooth movement and alveolar bone cAMP levels in cats. Am J Orthod and Dentofacial Orthop 1986; 90(2): 102-105.

16. Christer Engstrom, Gosta Granstrom, Birgit Thilander. Effect of orthodontic force on periodontal tissue metabolism a histologic and biochemical study in normal and

hypocalcemic young rats. Am J Orthod and Dentofacial Orthop 1988; 93(6): 486-495.

17. Monte K. Collins, Peter M. Sinclair. The local use of vitamin D to increase the rate of orthodontic tooth movement. Am J Orthod and Dentofacial Orthop 1988; 94(4): 278-284.

18. Cao CF, Smith QT. Crevicular fluid myeloperoxidase at healthy, gingivitis and periodontitis sites. J. Clin. Periodontal 1989; 16(1): 17-20.

19. Abbas H. Mohammed, Dimitris N. Tatakis, Dziak R. Leukotrienes in orthodontic tooth movement. Am J Orthod and Dentofacial Orthop 1989; 95(3): 231-237.

20. Grieve WG 3rd, Johnson GK, Moore RN, Reinhardt RA, DuBois LM. Níveis de prostaglandina (PGE) e interleucina-1 beta (IL-1 beta) no fluido crevicular gengival durante o movimento dentário ortodôntico humano. Am J Orthod and Dentofacial Orthop 1994; 105(4): 369-74.

21. Lowney JJ, Norton LA, Shafer DM, Rossomando EF. As forças ortodônticas aumentam o fator de necrose tumoral alfa no sulco gengival humano. Am J Orthod Dentofacial Orthop 1995; 108(5): 519-24.

22. Lars Inge Norevall, Sture Forsgrene Matsson L. Expressão de neuropeptídeos (CGRP, substância P) durante e após o movimento dentário ortodôntico no rato. Eur J Orthod 1995; 17(4): 311-325.

23. Uematsu S, Mogi M, Deguchi T. Aumento do fator de crescimento transformador beta 1 no fluido crevicular gengival durante o movimento dentário ortodôntico humano. Arch Oral Biol 1996; 41(11): 1091-5.

24. Michael Insoft, Gregory J. King, Stephen D. Keeling, . A medição do fluido crevicular gengival de fosfatase ácida e alcalina durante o movimento dentário ortodôntico. Am J Orthod Dentofacial orthop 1996; 109(3): 287-96.

25. Pilon JJAM, Kuijpers-Jagtman AM, Maltha JC. Magnitude das forças ortodônticas e taxa de movimentação dentária corporal: um estudo experimental em cães beagle. Am J Orthod Dentofacial Orthop 1996; 110(1)0: 16-23.

26. G. J. King, L. Archer, Zhou D. A reativação posterior do aparelho ortodôntico estimula o aparecimento imediato de osteoclastos e o movimento linear dos dentes. Am J Orthod Dentofacial Orthop 1998; 114(6): 692-7.

27. Sappho Tzannetou Stella Efstratiadis, Olivier Nicolay, Grbic J,Lamster I. Interleukin-lbeta e beta- Glucuronidase no fluido crevicular gengival de molares durante a expansão rápida do palato. Am J Orthod Dentofacial Orthop 1999 ;115(6):686-96.

28. Gu G, Lemery SA, King GJ. Efeito da reativação do aparelho após a cárie da ativação inicial nos osteoclastos, movimento dentário e reabsorção radicular. Angle Orthod 1999; 69(6) 515-22.

29. Johnson RB, Serio FG. Leptin within healthy and diseased human gingiva (Leptina na gengiva humana saudável e doente). J Periodontol 2001; 72(9): 1254-1257.

30. Perinetti G, Paolantonio M, D'Attilio M , D'Archivio D, Tripodi D, Femminella B, Festa F, Spoto G, Alkaline phosphatase activity in gingival crevicular fluid during human orthodontic tooth movement. Am J Orthod Dentofacial Orthop 2002; 122(5): 548-56.

31. S. Kavadia-Tsatala, E. G. Kaklamanos e L. Tsalikis. Effects of orthodontic treatment on gingival crevicular fluid flow rate and composition: clinical implications and applications. The International Journal of Adult Orthodontics and Orthognathic Surgery 2002; 17(3): 191-205.

32. Perinetti G, Paolantonio M, D'Attilio M, D'Archivio D, Dolci M, Femminella B, Festa F, Spoto G. Aspartate aminotransferase activity in gingival crevicular fluid during orthodontic treatment. Um estudo longitudinal controlado a curto prazo. J Periodontol. 2003;74(2):145-52.

33. Serra E, Perinetti G, D'Attilio M,Cordella C,Paolantonio M,Festa F,Spoto G. Lactate dehydrogenase activity in gingival crevicular fluid during orthodontic treatment. Am J Orthod Dentofacial Orthop. 2003; 124(2): 206-11.

34. Kee-Joon Lee, Young-Chel Park, Yu HS, Yoo YJ. Efeitos da força ortodôntica contínua e interrompida na produção de interleucina-1 e prostaglandina E2 no fluido crevicular gengival. Am J Orthod Dentofacial Orthop 2004;125(2):168-77

35. Selin Kale, llken Kocadereli, Pergin Atilla, Asan E. Comparação dos efeitos do 1,25-dihidroxicolecalciferol e da prostaglandina E2 na movimentação dentária ortodôntica. Am J Orthod Dentofacial Orthop 2004; 125(5): 607-14.

36. Emel Sari, Huseyin Olmez, GurtonAU. Comparação de alguns efeitos do ácido acetilsalicílico e do rofecoxib durante a movimentação dentária ortodôntica. Am J Orthod Dentofacial Orthop 2004; 125(3): 310-315.

37. Perinetti G, Serra E, Paolantonio M, Brue C, Meo SD,Filippi MR,FestaF,Spoto G Lactate dehydrogenase activity in human gingival crevicular fluid during orthodontic

treatment: a controlled, short-term longitudinal study. J Periodontol 2005; 76(3): 411-7.

38. Tuncer BB, Ozmeric N, Tuncer C, Teoman I, Cakilci B, Yucel A, Alpar R, Balo§ K. Levels of interleukin-8 during tooth movement. Angle Orthod 2005; 75(4): 631-636.

39. Richard S. Masellaa e Malcolm Meisterb. Conceitos actuais sobre a biologia da movimentação dentária ortodôntica. Am J Orthod Dentofacial Orthop 2006; 129(4): 458-68.

40. Arias OR, Marquez-Orozco MC.Aspirina, acetaminofeno e ibuprofeno: seus efeitos na movimentação dentária ortodôntica. Am J Orthod Dentofacial Orthop 2006; 130(3): 364-70.

41. Cantarella G, Cantarella R, Caltabiano M, Risuglia N, Bernardini R, Leonardi R.. Níveis de metaloproteinases de matriz 1 e 2 no fluido crevicular gengival humano durante o movimento dentário inicial. Am J Orthod Dentofacial Orthop 2006; 130(5): 568.e11-6.

42. Guvenc Basaran, Torun Ozer,Kaya FA,Hamamci O.. Interleukins 2, 6 e 8 levels in human gingival sulcus during orthodontic treatment. Am J Orthod Dentofacial Orthop 2006; 130(1): 7.e1-6.

43. Batra P, Kharbanda O, Duggal R, Singh N, Parkash H. Atividade da fosfatase alcalina no fluido crevicular gengival durante a retração do canino. Orthod Craniofac Res 2006; 9(1): 44-51.

44. Masaru Yamaguchi, Mizuho Yoshii, Kasai K. Relação entre a substância P e a interleucina-10 no fluido crevicular gengival durante o movimento dentário ortodôntico em adultos. Eur J Orthod 2006; 28(3): 241-6.

45. Masako Yoshimatsu, Masataka Uehara, Noriaki Yoshida. Expressão da proteína de choque térmico 47 no ligamento periodontal durante o movimento dentário ortodôntico. Arch Oral Biol 2008; 53(9): 890-5.

46. Mohamed Youssef, Sharif Ashkar, Hamade E, Gutknecht N, Lampert F, Mir M. O efeito da terapia laser de baixa intensidade durante o movimento ortodôntico: um estudo preliminar. Lasers Med Sci 2008; 23(1): 27-33.

47. Giannopoulou C, Mombelli A, Tsinidou K, Vasdekis V, Kamma J. Deteção de citocinas no fluido crevicular gengival em crianças e adolescentes com e sem aparelhos ortodônticos fixos. Ata Odontol Scand 2008; 66(3): 169-73.

48. Ren Y, Vissink A. Cytokines in crevicular fluid and orthodontic tooth movement (Citocinas no fluido crevicular e movimentação dentária ortodôntica). Eur J Oral Sci. 2008; 116(2): 89-97.

49. Shalene Kereshanan, Pamela Stephenson, Rachel Waddington. Identificação da sialoproteína da dentina no fluido crevicular gengival durante a reabsorção radicular fisiológica e o movimento dentário ortodôntico. Eur J Orthod 2008; 30(3): 307-14.

50. Patricia Joyce Brooks, Dorrin Nilforoushan, Manolson MF, Simmons CA, Gong SG. Marcadores moleculares de movimento dentário ortodôntico precoce. Angle Orthod 2009; 79(6): 1108-13.

51. Yamaguchi M, Takizawa T, Nakajima R. O Sistema Damon e a libertação de substância P no fluido crevicular gengival durante o movimento dentário ortodôntico em adultos. World J Orthod 2009; 10(2): 141-6.

52. Yamaguchi M. RANK/RANKL/OPG durante a movimentação dentária ortodôntica. Orthod Craniofac Res. 2009; 12(2): 113-9.

53. Bildt MM, Bloemen M, Kuijpers-Jagtman AM, Von den Hoff JW Matrix metalloproteinases and tissue inhibitors of metalloproteinases in gingival crevicular fluid during orthodontic tooth movement. Eur J Orthod 2009; 31(5): 529-35.

54. Theodosia Bartzela, Jens C. Turp, Motschall E, Maltha J C. Medication effects on the rate of orthodontic tooth movement: Uma revisão sistemática da literatura. Am J Orthod Dentofacial Orthop 2009; 135(1): 16-26.

55. Andrea M. Marcaccini, Patricia A.F. Amato, Amato PA, Leao FV, Gerlach RF, Ferreira JT. A atividade da mieloperoxidase está aumentada no fluido crevicular gengival e na saliva total após a ativação do aparelho ortodôntico fixo. Am J Orthod Dentofacial Orthop 2010; 138(5): 613-6.

56. Alparslan Dilsiz, Nihat Kilic, Tugba Aydin, F. Nesibe Ates, Meltem Zihni e Caglar Bulut. Leptin Levels in Gingival Crevicular Fluid During Orthodontic Tooth Movement. Angle Orthod 2010; 80(3): 504508.

57. Filiz Acun Kaya, Nihal Hamamci, Guvenc Basaran, Mehmet Dogru, Tuba Talo Yildirim. Níveis de TNF-a, IL-1ß e IL-8 no tratamento ortodôntico do movimento de nivelamento precoce do dente. J Int Dent Med Res 2010; 3(3): 116121.

58. Rohaya Megat Abdul Wahab, Maryati Md Dasor, Sahidan Senafi, Asma Alhusna Abang Abdullah, Abdul Aziz Jemain, Nurfathiha Abu Kasim, Zulham Yamamoto, Shahrul Hisham Zainal Ariffin. Atividade da fosfatase ácida resistente ao tartarato crevicular e taxa de movimento dentário sob diferentes aplicações de força contínua. Jornal Africano de Farmácia e Farmacologia. 2011; 5(20): 2213-2219.

59. Sarah A. Alfaqeeh, Sukumaran Anil. Osteocalcina e N-telopeptídeos dos níveis de marcadores de colagénio tipo I no fluido crevicular gengival durante diferentes fases do movimento dentário ortodôntico. Am J Orthod Dentofacial Orthop 2011;139(6): e553-9.

60. Sarah A. Alfaqeeh, Sukumaran Anil. Atividade da desidrogenase láctica no fluido gengival crevicular como marcador do movimento dentário ortodôntico. Open Dent J. 2011; 5: 105-109.

61. Jonas Capelli Jr, Alpdogan Kantarci, Anne Haffajee Teles RP, Fidel R Jr, Figueredo CM. Metaloproteinases de matriz e quimiocinas no fluido crevicular gengival durante a movimentação dentária ortodôntica. Eur J Orthod 2011; 33(6): 705-11.

62. S. Drummond, C. Canavarro Perinetti G, Teles R, Capelli J Jr. O monitoramento do volume do fluido crevicular gengival durante o tratamento ortodôntico: um estudo longitudinal randomizado de boca dividida. Eur J Orthod 2012; 34(1): 109-113.

63. Rohaya Megat Abdul Wahab, Maryati Md Dasor, Senafi S, Abang Abdullah AA, Yamamoto Z, Jemain AA, Zainal Ariffin SH. Atividade da Fosfatase Alcalina Crevicular e Taxa de Movimento Dentário de Sujeitos Ortodônticos Femininos sob

Diferentes Aplicações de Força Contínua. Int J Dent 2013; 2013: Artigo ID 245818.

64. Luca Levrini, Paola Sacerdote, Moretti S, Panzi S, Caprioglio. A Alterações da Substância P no Fluido Crevicular em relação ao Movimento Ortodôntico Investigação Preliminar. Revista Científica Mundial 2013; 2013: Artigo ID 896874.

65. Cristiane Canavarro, Ricardo Palmier Teles, Capelli Junior J. Matrix metalloproteinases -1, -2, -3, -7, -8, -12 e -13 no fluido crevicular gengival durante a movimentação dentária ortodôntica: um estudo longitudinal randomizado de boca dividida. Eur J Orthod 2013; 35(5): 652-8.

66. German Barbieri, Patricia Solano, Alarcón JA, Vernal R, Rios-Lugo J, Sanz M, Martín C. Marcadores bioquímicos do metabolismo ósseo no fluido crevicular gengival durante o movimento dentário ortodôntico precoce. Angle Orthod 2013; 83(1): 63-9.

67. William R. Profitt. Ortodontia Contemporânea. 5ª Edição, St. Louis 2013, Elsevier Inc.

68. Arthur C Guyton. Textbook of medical physiology. 11ª Edição, Philadelphia 2006, Elsevier Inc.

69. Lamster IB, Vogel RI, Hartley LJ, DeGeorge CA, Gordon JM. Atividade da lactato desidrogenase, beta-glucuronidase e arilsulfatase no fluido crevicular gengival associado à gengivite experimental no homem. J Periodontol 1985; 56: 139-47.

70. Atici K, Yamalik N, Eratalay K, Etikan I. Análise da atividade enzimática intracitoplasmática do fluido crevicular gengival em pacientes com periodontite adulta e periodontite rapidamente progressiva: um modelo de estudo longitudinal com

tratamento periodontal. J Periodontol 1998; 69(10): 1155-63.

71. Andrea Wichalhaus, Lorenz Brauchli, Ball J, Mertmann M. Comportamento mecânico e aplicações clínicas de molas em espiral fechada de níquel-titânio sob diferentes níveis de tensão e ciclos de carga mecânica. Am J Orthod Dentofacial Orthop 2010; 137: 671-8.

72. Burstone CJ. A biomecânica do movimento dentário. Kraus BS, Riedel RA. Vistas em ortodontia. Philadelphia: Lea & Febiger; 1962: 197-213.

73. King GJ, Keeling SD, Wronski TJ. Estudo histomorfométrico do turnover do osso alveolar na movimentação dentária ortodôntica. Bone 1991; 12(6): 401-9.

74. T.M.Graber. Princípios e técnicas actuais de ortodontia. 4ª edição, Philadelphia 2005, Elsevier Inc.

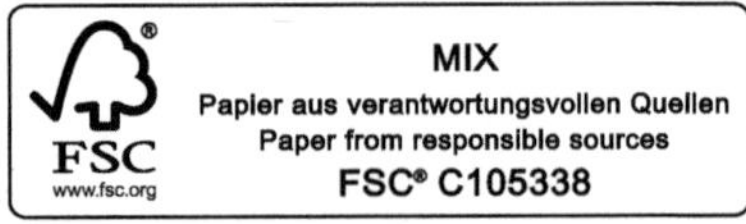

Printed by Books on Demand GmbH, Norderstedt / Germany